AF461252

DES

MÉTAMORPHOSES

ET DES

MODIFICATIONS

SURVENUES DANS CERTAINES ROCHES DES VOSGES.

METZ. — IMPRIMERIE DE S. LAMORT.

DES MÉTAMORPHOSES ET DES MODIFICATIONS

SURVENUES DANS CERTAINES ROCHES DES VOSGES,

PAR

ERNEST PUTON,

MEMBRE DE LA SOCIÉTÉ GÉOLOGIQUE DE FRANCE, DE LA SOCIÉTÉ D'ÉMULATION DES VOSGES, ETC.

Extrait des Mémoires de la 5e session

DU CONGRÈS SCIENTIFIQUE DE FRANCE,

TENUE A METZ EN SEPTEMBRE 1837.

PARIS.

J. B. BAILLIÈRE, LIBRAIRE, RUE DE L'ÉCOLE DE MÉDECINE, N° 13 *bis.*

LONDRES.

MÊME MAISON, 219, REGENT-STREET.

ÉPINAL, CHEZ VALENTIN. — NANCY, CHEZ CONTI.

METZ.

Mme THIEL, LIBRAIRE, RUE DU PALAIS, N° 2.

1838.

DES

MÉTAMORPHOSES

ET

DES MODIFICATIONS

SURVENUES DANS CERTAINES ROCHES DES VOSGES *.

Parmi les questions proposées à la section d'histoire naturelle du congrès de Metz, plusieurs s'occupent des métamorphoses et des changemens survenus dans certaines roches, en raison des circonstances où elles se sont trouvées. Un ingénieur des mines de renom, M. Virlet, envisage cette importante question d'une manière qui rallie toutes les diverses opinions que les observateurs s'étaient faites, sur les roches modifiées et métamorphosées, beaucoup regardent encore certaines roches d'agrégation mécanique comme des roches d'éruption, c'est qu'il est bien difficile souvent de reconnaître les caractères qui peuvent distinguer ces roches, les règles minéralogiques et géologiques peuvent être quelquefois en défaut ; nous demandons à la section la permission de l'entretenir un instant de quelques considérations géologiques et géogéniques sur certaines roches des Vosges, où cette question peut

* Ce mémoire, dont la section d'histoire naturelle du Congrès a voté l'impression, est destiné à répondre aux huitième et neuvième questions de son programme, ainsi conçues : *Des roches qui étaient en contact immédiat avec l'atmosphère, et qui, plus tard, furent recouvertes par d'autres terrains, ne furent-elles pas modifiées par l'action de la chaleur centrale ? — A quelles causes peut-on attribuer les modifications de substances minérales que l'on remarque dans certaines formations ; tels sont les calcaires devenus dolomitiques, les grès et même les argiles passées au jaspe ?*

être examinée avec intérêt. Aujourd'hui que cette étude a pris faveur, nous avons pensé qu'un travail sur les métamorphoses et les modifications que présentent certaines roches des Vosges pourrait être de quelqu'utilité, nous croirons avoir rendu service à la géologie de ces montagnes en provoquant un nouvel examen des faits que nous faisons connaître, en attirant l'attention sur des questions que nous ne faisons qu'effleurer; il est rare d'arriver du premier coup à la vérité, mais on doit s'estimer heureux quand on est la cause que la vérité se découvre, dût-on, soi-même, être convaincu d'erreur.

DU TERRAIN DE TRANSITION

Nous commencerons cet examen par le terrain de transition, notre but n'est pas d'en donner une description, M. Hogard, l'a fait connaître dans son ouvrage sur les Vosges, et nous ne pourrions que répéter ce qu'il en dit, nous voulons seulement donner quelques détails sur les roches de ce terrain où les phénomènes de métamorphoses et de modifications sont fréquemment observés.

A Thann, à Bitschwiller et à Masseveaux, de vastes carrières sont ouvertes dans un massif de roches tantôt porphyroïdes, tantôt arénacées et souvent passant au jaspe, contenant des débris de végétaux; il y a peu de temps encore que ces roches étaient regardées comme d'origine ignée et appelées *Eurites fragmentaires*, elles ont en effet une identité minéralogique si frappante avec les roches feldspathiques d'éruption, qu'il paraîtrait hasardeux de les considérer comme des grauwackes et des schistes argileux, ce sont des masses non stratifiées et qui ne possèdent pas les caractères des roches d'éruption, si ce n'est leur structure minéralogique et les élémens de leur composition. Quelquefois la roche est parsemée de cristaux de feldspath parfaitement déterminés, disposés comme dans les porphyres et les mélaphyres, et disséminés dans une pâte pétro-siliceuse de couleur verdâtre et rougeâtre, très-compacte comme si elle était à demi-vitrifiée; dans d'autres endroits, elle est à grains si fins que l'on ne peut reconnaître les parties qui la composent; elle devient peu à peu un véritable jaspe rubané à cassure fine et vitreuse; souvent elle est arénacée, de couleur verdâtre, terreuse et parsemée de cristaux de feldspath blanchâtre, à la manière des arkoses, sa cassure est terne et raboteuse; souvent encore elle est tout à fait argileuse et parfois pénétrée de matières arénacées grossières. Il n'est pas rare de voir toutes ces variétés passer de l'une à l'autre sans aucun ordre, et souvent un seul échantillon en présente deux réunies : ces roches contiennent des fragmens arrondis de roches préexistantes, ils sont rares dans la variété porphyroïde, mais en revanche elle renferme des parties fragmentaires compactes ou porphyroïdes comme la roche elle-même, mais d'une autre couleur ; ces espèces de glandes ne peuvent se détacher de la pâte qui les enveloppe, mais elles lui donnent une apparence de brèche ; on y voit aussi des aglomérations feldspathiques blanchâtres, quelquefois parsemées de petits points alongés verdâtres qui semblent être des débris d'aiguilles d'amphibole qui, pendant la formation par les eaux de cette roche, se sont réunis par attraction autour d'un centre commun, de manière à présenter quelque ressemblance avec les orbicules de la diorite de Corse ; c'est ce qui l'a fait appeler par M. Rozet, *diorite suborbiculaire*. On remarque dans ces roches beaucoup de débris de grands végétaux qui ont appartenu à des *calamites*, des *stigmaria*, etc., analogues aux espèces du terrain houiller ; les tiges sont remplies de la matière qui les enveloppe ; leur extérieur est charbonné et recouvert quelquefois d'un enduit ferrugineux. Comme on ne reconnaît aucune apparence de couches, il est difficile de voir dans quelle position ils se trouvent, ils se détachent facilement de la roche qui conserve leur empreinte, surtout lorsqu'elle est à pâte fine, toutes les variétés de roches dont nous venons de donner la description, en contiennent ; ils sont plus rares dans la variété porphyroïde. On a tenté quelquefois d'exploiter dans ces localités de petits gisemens d'anthracite, mais elle était de mauvaise qualité et les gites très-pauvres. On ne peut donc attribuer à ces roches une origine ignée, quoiqu'elles en aient toutes les apparences ; et l'on ne regardera pas les jaspes et les quarzites qu'elles renferment comme des filons parce que ces roches siliceuses contiennent, comme les argileuses et les porphyroïdes, des preuves évidentes d'agrégation mécanique et d'origine Neptunienne. On reconnait aussi dans les roches composant le système de la vallée de la Thurr, de véritables porphyres qui traversent et se confondent avec le terrain de transition, qui, par cette liaison, n'a conservé aucune apparence de couches, on ne pourrait tout au plus les désigner que par le passage insensible d'une roche à l'autre, on voit cependant qu'elles ne se présentent pas à la manière des filons et qu'elles reposent en massifs sur le granite qui perce çà et là, qu'elles recouvrent comme d'une espèce de manteau, et qui a bien pu, avec les porphyres, contribuer à leur changement mécanique et chimique ; quelques filons de chaux carbonatée, de baryte, de quartz et de fer hydraté qui y sont engagés fréquemment, ont aussi joué un rôle dans leur dislocation et dans la modification de leurs parties constituantes.

Si l'on remonte la vallée, on verra toujours le même système qui change peu d'allure : à Gruth, cependant, il constitue une grauwacke peu modifiée ; à Urbey, la roche devient compacte, dure et sonore ; sa couleur dominante est un vert noirâtre, elle a une certaine analogie avec le grunstein ou l'aphanite, quelquefois des cristaux de feldspath et de mica y sont apparens et lui donnent une texture raboteuse, elle est associée avec des quartzites rubanés passant au jaspe. On exploite dans cette vallée des filons puissans de fer hydraté qui sont encaissés dans le terrain de transition. En montant la côte d'Urbey, on voit peu à peu la roche noire d'apparence trappéenne devenir schistoïde, se diviser en feuillets minces de peu d'étendue et intercaler des petites couches d'une roche arénacée pétro-siliceuse ; ce schiste (*Thonschiefer*) formé d'argile et de mica en parcelles très-fines est pénétré ça et là de filons d'eurite compacte, de diorite et d'une roche noire, dure et tenace, que l'on peut considérer comme un véritable trapp : il a quelque ressemblance avec le basalte ; comme lui, il est magnétique et quelquefois il devient amigdaloïde par la présence de nodules de spath calcaire. Ce schiste argileux en approchant de Bussang contient des empreintes végétales (*calamites et fougères*), sa stratification est très-confuse, elle est coupée par des fissures qui se croisent sous différens angles en s'interrompant tout-à-coup ; en examinant avec attention la manière d'être de ces couches, on y remarquera plusieurs systèmes de strates, les uns très-verticaux et les autres très-inclinés.

Les roches schistoïdes de Bussang étaient regardées comme des trapps, on se souvient encore des discussions auxquelles elles ont donné lieu au Congrès géologique de Strasbourg, depuis cette époque, nous regardons avec méfiance les roches à apparence trappéenne, nous savons que les schistes argileux peuvent être métamorphosés en schistes siliceux ayant à un tel degré l'apparence du trapp et de la lydienne, qu'il est souvent impossible de lui reconnaître les caractères d'une roche stratifiée et de le distinguer de ces deux roches.

Les Vosges offrent encore d'autres localités où les roches du terrain de transition sont métamorphosées : dans la vallée de la Brusche, à Rothau, à Schirmeck et à Vakembach, les roches ne sont plus porphyroïdes comme dans la vallée de la Thurr, elles sont compactes, noirâtres, d'apparence trappéenne ou de grunstein, souvent rougeâtres, bleuâtres et verdâtres, elles deviennent jaspoïdes, très-siliceuses et ayant reçu une espèce de demi-vitrification, elles passent à une grauwacke grossière qui offre des variétés qui fixent l'attention : ce sont des grès à noyaux aplatis calcaires et débris de schistes et de feldspath, quelquefois les parties constituantes sont à gros grains, ce sont des fragmens parfaitement arrondis de quartz et d'une roche noire qui rappelle par sa dureté la lydienne, mais qui n'est probablement que des fragmens arrondis de schistes endurcis à un degré extrême, ces noyaux sont réunis par un ciment argileux et pétro-siliceux, dont la force de cohésion indique qu'une action chimique a aussi concouru à sa consolidation. Près de Schirmeck, sur la route de Strasbourg, une grauwacke très-sableuse et fort dure, laisse voir dans ses couches coupées verticalement les feuillets du schiste argileux contournés et repliés d'une manière fort bizarre, imitant dans cette masse arénacée l'allure des filons. Tout près de là on observe le calcaire de ce terrain, il est grisâtre et rougeâtre, massif, sa stratification est assez distincte, surtout dans sa partie supérieure, il contient des polypiers, des crynoïdes et plusieurs espèces de conchifères, dont une paraît être un *spirifère* ; un filon feldspathique pénètre sa masse et convertit le calcaire au point de contact en calcaire saccaroïde. Il est accompagné de plusieurs veines d'arragonite bacillaire qui paraissent postérieures et avoir aussi joué un rôle dans sa modification.

Les calcaires de Vakembach qui sont employés comme marbres et ceux qui servent de castine à Framont doivent également leur état grenu au même phénomène, ils ont leur gisement dans cette vallée et appartiennent aussi au terrain de transition, mais c'est particulièrement aux Minières qu'il est devenu dolomitique à un degré tel qu'il fournit une excellente chaux hydraulique. *Le Brand* des mines de Framont est aussi un fait de métamorphose : de schiste argileux, il est passé par le contact des roches plutoniques et le dégagement des gaz et des matières volatiles produits lors de l'injection des filons métallifères à un argile friable qui a perdu sa structure feuilletée.

Si l'on descend dans la vallée de Rabodeau on rencontre encore les roches compactes du terrain de transition, elles deviennent peu à peu schistoïdes et passent à un véritable schiste argileux qui se divise en feuillets minces ; mais bientôt il s'altère, et à Moyenmoutier il perd sa structure feuilletée, devient compacte et un peu terreux ; cette roche que l'on considérait, il y a peu de temps encore, comme une eurite compacte, est employée dans la fabrication en grand des pierres à aiguiser, elle est pénétrée de filons d'eurite granitoïde. Non loin de là, une grauwacke verdâtre à texture serrée et un peu porphyroïde semble accompagnée de quartzite vert translucide.

La grande confusion que l'on voit régner dans l'ordre de succession des couches du terrain de transition des Vosges fait prévoir avec raison qu'il se présente dans ces montagnes sous de grandes différences de niveau ; il ne constitue pas de grandes étendues de terrains, il n'existe que par lambeaux isolés recouvrant fréquemment le flanc des vallées et constituant aussi des sommets élevés, c'est principalement dans les vallées du revers oriental et du nord qu'on peut l'observer sur de plus grandes surfaces, mais il est quelquefois rejeté loin de sa région et isolé au milieu de massifs granitiques, c'est ainsi que l'on voit dans la vallée de la Moselle plusieurs parties détachées de schistes siliceux qui ont de l'analogie avec celui de Bussang ; il en est de même au Valdajol où l'on fait dans ce moment des recherches d'anthracite dans un terrain de transition bien caractérisé.

Partout il ne présente pas des faits de modifications, dans le val de Villé, il a conservé une espèce de stratification et tous ses caractères argileux, de nombreuses veines de quartz blanc, souvent mélangées de schistes, pénètrent à travers ses couches et sont quelquefois parallèles à la stratification, ils paraissent aussi être d'origine ignée, quoiqu'ils n'aient pas fait éprouver à la roche une altération sensible ; cette localité demanderait une attention particulière, il faudrait visiter en détail toute la vallée et les pentes du Climont, il serait possible que l'on y rencontrât des filons granitiques, et leur action intéresse toujours l'observateur. A Andlau, où le schiste est très-dur, très-tenace et très-siliceux, il est pénétré dans plusieurs endroits par le granite, et c'est à ces filons que l'on peut attribuer sa manière d'être. M. Voltz regarde le schiste de ces deux localités comme des schistes primaires, se liant à la formation du gnéiss et du micaschiste, il est vrai qu'il diffère de ceux du terrain intermédiaire et qu'il ne contient pas de restes organiques ni de grauwackes, ni de calcaires ; il en serait de même de la roche schistoïde de Biarville près Saint-Dié qui offre une certaine analogie avec quelques variétés du schiste d'Andlau, quelques rapports géologiques avec les schistes primitifs et des quartzites comme celui du val de Villé.

Le terrain de transition des Vosges paraît associé avec des massifs de roches en filons ayant évidemment une origine ignée, dans la partie méridionale de la chaîne, ce sont des grunsteins, des trapps, des porphyres pyroxéniques et des ophites, ces roches sont souvent scoriacées et constituent de véritables amigdaloïdes dont les vacuoles sont remplies de spath calcaire. Il est assez singulier de les voir affectionner aussi manifestement ce terrain.

DU GRÈS ROUGE (*Todte-liegende*).

Si ces divers faits font concevoir la possibilité donnée aux roches plutoniques postérieures de détruire la stratification, de modifier les caractères arénacés des grauwaches, et schisteux des phyllades, et de donner à ces roches par une demi-fusion, une texture compacte ou grenue, ou cristalline, analogue à celle des eurites et des porphyres dans leurs divers états de cristallisation, l'attention doit se porter naturellement sur un terrain remarquable par ses nombreux accidens, sur le grès rouge (*Todte-liegende* des allemands). On a appelé ainsi une série de roches arénacées formées d'aglomérats anagénitiques, c'est-à-dire, de fragmens de roches primordiales, réunis par un ciment argileux et siliceux, d'une couleur rouge plus ou moins foncée. Ce dépôt qui occupe dans l'échelle géologique des terrains secondaires, le deuxième étage, si nous prenons pour base le terrain houiller, présente dans les Vosges une suite de couches qui attirent l'attention de l'observateur. La disparition de la stratification des couches, la modification des roches sont des faits qui méritent d'être examinés; ici ce ne sont plus des roches feldspathiques ou amphiboliques qui pénètrent dans ce terrain, jusqu'à présent on n'a pas vu dans les Vosges ces roches dépasser la formation houillère, ce sont de vastes filons de quartz apportant avec eux de la baryte, de la chaux fluatée et du fer oligiste qui traversent la masse du grès rouge, c'est principalement au Valdajol que ce fait peut être observé: dans la vallée des Roches un immense filon de quartz s'est fait jour et s'injecte dans le grès rouge qui recouvre les montagnes voisines, il s'y ramifie en filets et en veines déliées. Souvent le quartz à son passage a enveloppé des fragmens de grès, l'on a alors une brèche à ciment jaspoïde, dont les parties anguleuses ont reçu un coup de feu violent, car le grès qui les compose est tout à fait dénaturé et a pris l'aspect de fragmens de briques. Ici la masse du grès, traversée par les filons quartzeux, ne présente plus qu'une stratification à peine apparente, au lieu de se diviser dans le sens de ses couches, de grandes fissures la partagent en grands polyèdres irréguliers, et le ciment qui unit ses parties quartzeuses a reçu une demi-vitrification qui rend le grès très-dur et lui donne une cassure unie, semblable à celle des granites.

On ne peut mettre en doute que le massif de quartz de la vallée des Roches ne soit un énorme filon, si l'on considère toutes les ramifications qui partent d'un centre et pénètrent dans les assises puissantes du grès par une multitude de veines et de filets extrêmement déliés et la matière quartzeuse qui change à chaque instant d'aspect : souvent elle est d'un blanc pur, mais bientôt elle se colore diversement par des veines sinueuses rougeâtres, verdâtres * et noirâtres, imitant quelquefois par le mélange de ces couleurs et par l'adoucissement de la pâte quartzeuse les plus beaux jaspes ; on rencontre fréquemment, dans les interstices des veines, des druses ou cavités tapissées des plus belles cristallisations formées de quartz limpide (*cristal de roche*) ou colorées en violet (*améthiste*) ou ferrugineux rouge (*quartz hématoïde*) ou brun (*quartz enfumé*). Le fer oligiste s'unit avec le quartz soit amorphe, soit cristallisé et il n'est pas rare de le voir dans l'intérieur des prismes quartzeux en paillettes brillantes ; mais quelquefois aussi il forme lui seul dans le grès de petites veines métalloïdes qui ont beaucoup d'éclat, fréquemment encore on rencontre dans le quartz des petites cavités qui la plupart affectent la forme cubique, on ne peut douter qu'elles sont dues à des cristaux détruits de chaux fluatée, car ce minéral s'y remarque quelquefois soit associé avec de la baryte qui, là encore, s'unit avec ces filons quartzeux, soit en cristaux recouverts d'une incrustation de quartz cristallisé. Cette masse de quartz dont les couleurs si variées sont dues évidemment aux oxides métalliques produits par le dégagement de gaz métallifères ou par la sublimation des minéraux que nous venons de désigner et qui n'ont pas d'autre origne, est donc un vaste filon résultant d'une action pyrogène et non une masse de silice gélatineuse produite par des sources minérales et contemporaines du grès comme M. Hogard l'a dit récemment. Nous reconnaissons cependant que de la silice en dissolution dans les eaux et peut être amenée de l'intérieur du globe par des sources minérales, a pu former le ciment qui aglutine les parties arénacées du grès, et que quelquefois cette silice se trouvant en excès, donne au grès une fausse apparence de quartzites ; c'est encore ce suc siliceux qui constitue le ciment cristallisé que l'on voit parfois au poudingue du grès vosgien et qui forme le vernis cristallin que ses galets présentent fréquemment, c'est encore à lui que l'on attribue le phénomène des pétrifications siliceuses du grès

* On pourrait penser que le minéral qui colore en vert le quartz de la vallée des Roches est de l'oxide de chrôme, s'il en était ainsi, il offrirait par là un point d'analogie de plus avec les conchets Saône et Loire) dont le quartz est aussi en filons dans une arkose granitoïde, dépendant peut-être de la formation du grès rouge, mais nous nous empressons de dire que cette couleur verte est due à un silicate de protoxide de fer, M. Berthier qui en a fait l'analyse, nous en a donné l'assurance.

rouge. Tous les observateurs qui ont étudié les roches arénacées sédimentaires, ne contestent pas le concours de cette action chimique dans leur consolidation, mais ils ne doutent pas non plus de l'origine éruptive d'un grand nombre de filons quartzeux qui existent dans la nature et qui ont une identé frappante avec ceux du Valdajol. Un ancien naturaliste vosgien, l'abbé Bexon *, ami et collaborateur de Buffon, avait déjà reconnu que le quartz de la vallée des Roches devait son origine à une action ignée (*voir Buffon, hist. des minéraux, du jaspe*); il manifeste cette opinion en insistant sur les accidens minéralogiques du quartz, accidens que dans ce but nous avons voulu aussi faire connaître; ce savant décrit cette localité pittoresque en peintre habile de la nature, on reconnaît là la touche et le coloris du maître: « On peut contempler en grand, dit-il, ces effets de la » nature dans cette belle montagne: elle est coupée à pic par diffé- » rens groupes, sur trois ou quatre cents pieds de hauteur; et sur » ses flancs, couverts d'énormes quartiers rompus et entassés comme » de vastes ruines, s'élèvent encore d'énormes pyramides de ce même » rocher, tranché et mis à pic du côté du vallon. Cette montagne » fermait en effet une vallée très-profonde, dont les eaux, par un » effort terrible, ont rompu la barrière de roches et se sont ouvert » un passage au milieu de la masse de la montagne, dont les hautes » ruines sont suspendues de chaque côté. Au fond, coule un torrent, » dont le bruit accroît l'émotion qu'inspirent l'aspect menaçant et la » sauvage beauté de cet antique temple de la nature, l'un des lieux » du monde, peut-être, où l'on peut voir une des plus grandes » coupes d'une montagne vitreuse et contempler plus en grand le » travail de la nature dans ces masses primitives du globe. »

Le grès rouge contient des cristaux de feldspath lamellaire qui lui ont fait donner le nom d'*arkose*, nom tout à fait minéralogique, car on a reconnu des arkoses dans la plupart des couches arénacées du système secondaire. A la Poirie, près de Remiremont, les assises puissantes de cette roche sont pénétrées par des filons de quartz, qui, moins puissans que ceux du Valdajol, jouent le même rôle, on n'y

* Le plus beau titre de l'abbé Bexon, né à Remiremont en mars 1748, et mort à Paris le 15 février 1784, est sans doute son histoire de Lorraine, malheureusement inachevée, mais il a laissé un grand nombre d'observations sur l'histoire naturelle et l'agriculture; il s'est occupé particulièrement de la minéralogie et de la géologie des Vosges (*voir le conservateur, publié par François de Neufchâteau*); Buffon cite fréquemment ses observations, il est à regretter que la majeure partie de ses travaux ne nous soient pas parvenus, il serait curieux de connaître comment un observateur de l'école de Buffon voyait la constitution géologique des Vosges.

voit plus aucune stratification, il est massif, coupé verticalement par de nombreuses fissures, et sa roche a une texture semblable à celle des granites ; il serait difficile de distinguer cette arkose du granite sur lequel elle repose, ses élémens étant les mêmes et aussi disposés à peu près comme dans cette roche, si l'on n'apercevait pas deux petites couches d'argile schistoïde et rubanée, intercalées dans sa masse, elles ont quelques centimètres d'épaisseur et sont un peu inclinées, mais non interrompues, on peut les suivre coupant presque horizontalement le massif du grès. Cette argile est à pâte fine, rougeâtre et jaspée, on y voit un peu de mica, elle est dure et à cassure unie ; elle nous a présenté des impressions végétales (*calamites*). Le feldspath, dans les arkoses du grès rouge, est très souvent passé au kaolin, cette transformation ne peut être due à l'action de l'acide carbonique que les filons de quartz ont amené avec eux lors de leur éruption; ce changement après coup dans une roche aussi dure est difficile à admettre, il est plus simple de le regarder comme une décomposition antérieure de ses élémens. On pense assez généralement que les eaux qui ont déposé ces roches arénacées étaient acides ; ne peut-on pas présumer que le feldspath qui s'altère assez facilement, doit son état de kaolin à une action chimique des eaux. Les arkoses du grès rouge sont situées à la base de ce dépôt reposant sur le granite auquel elles ont probablement pris leurs matériaux, elles sont souvent remplacées par des argilolites schistoïdes ou compactes, de couleurs et d'aspects différens, qui tantôt sont en couches distinctes alternant avec l'arkose, tantôt en amas ayant à un tel point l'apparence de filons, qu'elles ont souvent été regardées comme des roches feldspathiques d'éruption, mais ces roches demandent à être décrites sous leurs divers points de vue.

A Lutzelhausen, où de belles carrières sont ouvertes, cette roche s'est déposée dans les dépressions du terrain de transition, elle occupe le fond d'une espèce de bassin qui donne naissance à une petite vallée, on n'y voit aucune apparence de couches, elle est massive et prismatique en grand, elle est d'un blanc rosé, rude au toucher et contient des fragmens de roches anciennes ; le grès ne la recouvre pas immédiatement, il occupe la colline qui s'élève derrière cet amas. Quelques observateurs (*voir Bullet. de la société géol., réunion de Strasbourg*, T. VI.) donnent à la roche de Lutzelhausen une origine éruptive et pensent que sa couleur blanche est due à des gaz acides qui l'ont décolorée : comparant cette action à celle des solfatarres ; cette théorie ingénieuse, quant à la décoloration de la roche, est probable, nous ne la contestons pas, mais c'est son origine ignée que nous révoquons en doute, parce que nous avons ici des preuves de sédimentation : les fragmens de roches anciennes qu'elle contient, et parce que nous lui trouvons une grande analogie avec d'autres dépôts argileux où des preuves d'agrégation mécanique sont plus évidentes.

A la Beuille, cette argilolite repose au milieu des anfractuosités du granite, le grès rouge n'est pas en superposition directe, mais on l'aperçoit tout près de là, elle n'offre aucune apparence de stratification, elle est massive, coupée par des fissures verticales qui la divisent en grands prismes, elle est argileuse, facile à tailler, d'une couleur rouge amaranthe et parsemée d'orbicules blancs, qui, quelquefois sont vides et donnent à la roche une apparence celluleuse, elle contient un peu de quartz et de mica. Cette roche est exploitée en grand comme pierre à four, sa qualité réfractaire a été reconnue dans un grand nombre d'usages, mais elle ne peut être employée à la bâtisse : l'humidité et l'intempérie des saisons la désagrégeant dans peu de temps. On conçoit par les amas que ces roches forment dans les dépressions des roches inférieures que l'on a pu les regarder comme des roches feldspathiques en décomposition d'origine éruptive : enveloppées de tous côtés par le terrain intermédiaire et le granite, et ayant par là de la ressemblance avec un filon ; cette position ajoute tant de force à l'opinion que l'on a sur son origine plutonique, que nous devons chercher à comprendre cette apparence de filon : si nous supposons qu'au milieu du granite, il existait une dépression profonde opérée lors de son soulèvement, que cette dépression en forme de bassin a reçu des matières arénacées argileuses et feldspathiques prises aux roches de la contrée et amenées par les eaux, qu'elles s'y sont déposées graduellement, et que des filons de quartz avec fer oligiste sont venus surgir dans le voisinage, ou s'injecter dans la roche dont ils ont modifié les caractères et la stratification, on concevra que cette roche peut avoir l'apparence d'un filon, mais être sédimentaire.

C'est dans un dépôt semblable que les bois fossiles de Faymont ont leur gisement, les fouilles pratiquées pour leurs recherches ont mis à découvert de chaque côté le granite qui forme le fond et les bords de ce bassin, cette argilolite est d'une couleur violette rosée parsemée de points blancs et verdâtres, doux au toucher ; sa stratification est plus apparente que dans les dépôts de Lutzelhausen et de la Beuille, mais les couches sont très-interrompues et forment entre elles différens angles d'inclinaison, cette roche a un aspect terreux et une texture lâche qui cède facilement à la pioche, elle contient des sphéroïdes blanchâtres qui, plus durs que l'argitolite, se détachent sans efforts, ils sont la plupart gros comme des noisettes et ils présentent quelquefois des couches concentriques, quelques-uns de ces globules sont formés par une roche poreuse blanchâtre, ayant l'aspect des laves ponceuses, elles sont plus grosses que les précédentes et paraissent être de même nature que la roche qui les enveloppe, seulement elles proviendraient d'une couche préexistante du même terrain, mais qui aurait été détruite. Les bois fossiles que l'on y rencontre en grande quantité sont couchés suivant la direction des strates, beaucoup sont encore debout et inclinés dans le sens du petit vallon dont ce bassin est l'origine; quelquefois on en rencontre d'une longueur de 2 mètres, mais ils sont divisés par tronçons séparés les uns des autres, par un intervalle de quelques millimètres occupés par la roche argileuse.

On pensait que ces bois fossiles appartenaient exclusivement à des cryptogames vasculaires, il nous paraît hors de doute qu'ils sont la plupart des *conifères* : les couches annuelles qu'ils présentent distinctement et leur épaisseur qui augmente de la circonférence au centre, portent à le croire; il est probable que ce sont des espèces analogues à celles du terrain houiller : nous ne prétendons pas repousser la première opinion que l'on en avait. Nous regardons aussi comme certain la présence dans cette localité de végétaux monocotylédons, tels que des *équisétacées*, des *fougères*, des *lepidodendron* et des *lycopodiacées* d'une élévation égale à celle des conifères; on les reconnaît à leurs tiges plus ou moins aplaties, articulées de distance en distance, et sillonnées longitudinalement, ou présentant aussi des espèces de disques rhomboïdaux disposés régulièrement le long de la tige, ayant une cavité cylindrique d'un à trois pouces de diamètre, autour de laquelle on remarque une zône ligneuse souvent concentrique et souvent rayonnée du centre à la circonférence.

C'est principalement à Hérival et dans d'autres vallées qui dépendent du Valdajol que les argilolites du grès rouge se présentent sous un aspect bien remarquable : elles ont une pâte rougeâtre, argileuse, homogène et terreuse, elles sont tantôt orbiculaires, c'est-à-dire contenant des parties sphéroïdales blanches, tantôt porphyroïdes, c'est-à-dire, contenant des cristaux de feldspath terreux assez nettement déterminés mais confusément disposés, elles sont fréquemment compactes, c'est-à-dire composés d'une seule matière : ces variétés passent de l'une à l'autre sans aucun ordre, il y a souvent confusion entr'elles, et il n'est pas rare de les voir réunies dans un même fragment; elles contiennent aussi, en quantité assez notable, du quartz sableux qui quelquefois est cristallisé, un peu de mica et des débris de roches anciennes; du fer oligiste en veines extrêmement déliées, du manganèse, du fer hydraté, de la baryte, des cristaux de quarz et des parties charbonnées qui semblent provenir de restes de végétaux, s'y rencontrent aussi souvent. Les couches compactes sont d'une couleur blanche rosée souvent maculée et veinée de violet, elles sont quelquefois fort dures, à cassure esquilleuse et passant au jaspe, mais elles n'occupent pas toujours le fond des dépressions des roches inférieures, souvent recouvertes par le grès rouge lui-même, elles alternent quelquefois avec lui, on leur reconnait alors une stratification qui n'est pas toujours concordante, elles se divisent en feuillets minces, de peu de continuité, c'est près de la cascade de Faymont et dans le ruisseau du Géha que ces belles roches à pâte si fine et si diversement colorée ont particulièrement leur gisement, c'est aussi dans le même ruisseau, près du moulin et sur les hauteurs de la Broche et de la Vigotte, que l'argilolite rouge parsemée de sphéroïdes blancs et de mica se montre, là elle est parfaitement stratifiée, ses couches horizontales et parfois inclinées se divisent en feuillets minces et sont recouvertes immédiatement par le grès rouge souvent anagénitique et arkosien.

Dans la partie septentrionale des Vosges les mêmes faits se représentent, les argiles du grès rouge au moulin de Beulay, à Lubine et à Senones sont aussi homogènes, résistantes et à cassure esquilleuse demi-vitrée. A Lasalle, une roche argileuse, parsemée de feldspath, de grains de quartz sableux ou quelquefois cristallisés et de mica, a été exploitée autrefois comme pierre meulière, elle appartient évidemment au grès rouge; elle a perdu en partie ses caractères arénacés qui se sont pour ainsi dire fondus dans sa pâte et ont contribué à sa compacité, la seule apparence de stratification qu'elle a conservée c'est sa division en plaques longues, peu régulières, que ses fragmens présentent et qui n'avait pas échappé aux Romains qui en profitaient dans la confection de meules à bras ou *Trusatiles*. Tous ces caractères sont bien ceux d'une arkose granitoïde argileuse, M. Rozet la regarde comme une eurite granitoïde altérée. (*Mémoires sur les Vosges, page* 33.)

Nous avons dit plus haut que des actions plutoniques avaient modifié le grès rouge, mais nous avons reconnu en même temps que ses élémens étaient réunis par un ciment siliceux; il en a été de même dans les couches argileuses de ce terrain, sur lesquelles nous venons de donner quelques détails, car c'est à cette silice en dissolution que l'on doit attribuer cette dureté et cette compacité qui pourraient les faire prendre souvent pour des roches à base de pétro-silex tant leur cassure est esquilleuse et translucide sur les bords. On a pensé que ces roches résultaient de la destruction des massifs euritiques et porphyriques, cela est probable, car quoique composées essentiellement d'argile, qui sans doute provient aussi de la destruction des schistes argileux du terrain de transition, on reconnaît que le feldspath à l'état de kaolin y existe en quantité notable; aussi ces belles argiles pourraient être employées avec avantage à la fabrication de la poterie fine, certaines couches rendent déjà de grands services dans la construction des fours; l'art de fabriquer de bons mortiers, qui est encore si peu connu dans nos contrées, trouverait dans cette argile, facile à pulvériser, et employée comme *trass*, une matière précieuse, propre à des mortiers hydrauliques.

L'on sait que la partie supérieure du grès rouge présente des dépôts d'un calcaire dolomitique grénu et cristallin; cette dolomie, que quelques géologues ont regardée comme l'équivalent du zechstein, forme des amas et des couches qui sont très-irrégulières, elles s'amincissent et offrent des renflemens considérables, quelquefois elles intercalent des lits de grès, et comme lui elles contiennent fréquemment des galets de diverses roches ainsi que du quartz à l'état sableux, des veines et des rognons de quartz agathe rubigineux, on n'y remarque aucun reste organique. Cette dolomie, composée suivant M. Braconnot, de carbonate de chaux 44,6, de carbonate de magnésie 52,2, et de silice mélangée d'argile 3,2, fournit une bonne chaux hydraulique, elle est exploitée pour cet objet à la Petite-Raon, à Robache, à Saâles, à Lubine et à Bruyères, il en existe d'autres gisemens qui aussi pourraient être mis en exploitation. On voit encore dans le grès rouge un autre calcaire qui semble avoir une certaine identité minéralogique avec les argiles à pâte fine de ce dépôt, il se présente en couches intercalées dans la partie arénacée du *todte-liegende*, il est compacte, rose, blanchâtre, verdâtre et jaunâtre, un peu cellulaire. C'est à Lubine qu'il existe, ses couches sont horizontales et ses variétés passent de l'une à l'autre; il paraît que dans le Valdajol il est un calcaire semblable, mais nous ne pourrons bien préciser la nature de cette roche que quand une analyse exacte en sera faite, nous savons seulement qu'elle est très-argileuse, qu'elle ne fait aucune effervescence avec les acides, mais que calcinée, elle fuse dans l'eau avec bouillonnement et chaleur.

Les roches argileuses du grès rouge par les divers aspects sous lesquels elles se présentent n'ont pas toujours été rapportées à cette formation; beaucoup d'observateurs les ont considérées comme des eurites terreuses et des porphyres décomposés, parce que souvent elles se présentent dans la nature sous une fausse apparence de filons et que leurs matières semblent être entièrement feldspathiques, aussi a-t-on nommé fréquemment les variétés porphyroïdes: *Porphyre argileux* (*thonporphyr*) ou *argilophyre*, *porphyre brèche* (*trummer porphyr*), *porphyre secondaire*, *porphyre du grès rouge*, et les variétés compactes: *Eurite terreuse ou kaolin*; les géologues qui les ont appelés ainsi n'ont peut-être pas toujours voulu désigner une roche plutonique car ils ont reconnu souvent qu'elle était stratifiée et dépendait du grès rouge, mais c'est donner une fausse signification aux noms *porphyre* et *eurite* qui, dans leur acception rigoureuse, indiquent une roche d'éruption.

Il en est de même du mot *spilite* qui a été appliqué indistinctement à des roches d'éruption et à des roches évidemment stratifiées. Disons un mot de cette roche qui tient encore à la formation du grès rouge. Dans la partie septentrionale des Vosges, à Sâales, à Provenchères, à Senones et à la forge de Malençon près Lasalle, on voit des roches brunâtres, verdâtres, ou d'un violet foncé contenant des débris de roches anciennes et parsemées de nombreuses vacuoles qui lui donnent un aspect celluleux semblable à celui des matières rejetées par les forges, ou plutôt elles sont bulleuses comme certaines laves, presque spongieuses même, car on y reconnaît plus de vide que de plein; mais avec un peu d'attention on voit que cet état n'existe qu'à la surface de la roche ou qu'à peu de profondeur: en effet, dans son intérieur, ces cellules sont remplies par une matière argileuse blanche, douce au toucher, et qui parfois a de la ressemblance avec la stéatite, par du fer hydraté jaune et noir pulvérulent et quelquefois par un calcaire dolomitique rosâtre, plus compacte que celui du grès rouge, par de la chlorite et du quartz cristallisé, mais jamais par du spath calcaire ni de la zéolithe *.

Nous ne pouvons supposer que les divers minéraux qui occupent les vacuoles de ces roches, vacuoles à peu près uniformes et également répandues, sont des fragmens préexistans et arrondis par le

* Nous ne pouvons mieux comparer ces roches qu'aux spilites d'Oberstein et des bords de la Sarre qui sont comme elles criblées de cavités irrégulières en forme de boursouflures et remplies ou tapissées de divers minéraux, aussi une ressemblance si frappante nous porte à croire que, dans ces localités, ces roches appartiennent au même terrain que celles des Vosges et n'ont pas l'origine pyrogène qu'on leur croit.

roulis des matières, ils sont trop friables et trop attaquables par les acides pour émettre cette opinion, d'ailleurs d'autres débris de roches anciennes (granites, quartz, etc.), s'y rencontreraient au moins en quantités égales; on remarquera aussi que souvent ces minéraux ne remplissent pas complètement les cellules, il en est qui tapissent seulement leurs parois; il est évident qu'ils sont arrivés là par des émanations de gaz acides et métalliques qui se sont fait jour pendant que cette couche argileuse était encore à l'état boueux, ces cellules donnent en effet l'idée de bulles de gaz qui traversent une masse pâteuse, et si elles sont vides vers les surfaces, c'est que les minéraux qui les remplissaient, exposés à l'influence des agens atmosphériques et marins ont été nécessairement détruits ou altérés. Il n'est donc pas possible de douter que cette roche doit sa formation à une action neptunienne, sa consolidation et son état celluleux à une action plutonique.

A la forge de Malençon, commune de Lasalle, cette roche a une allure toute différente des autres localités : c'est un véritable conglomérat composé de gros fragmens arrondis de diverses variétés de spilites, de roches compactes provenant de la formation du grès rouge et de quelques gros galets de granite, ces fragmens sont réunis par un ciment essentiellement argileux et un peu sableux. Ce poudingue forme un coteau qui s'abaisse vers la forge et sur sa partie supérieure couverte de culture; on reconnaît la même roche en nombreux débris jusques près de Nompatelize; sa stratification est inclinée dans le sens du coteau, et ses couches que l'on a reconnues dans le terrain sur lequel la forge est bâtie semblent plonger sous celles de l'arkose granitoïde argileuse de Lasalle, et elles paraissent recouvertes par le grès rouge proprement dit, que l'on voit constituant un monticule sur lequel s'élève l'église de Nompatelize, et par la dolomie que l'on aperçoit en couches minces en descendant vers Biarville. Par ce conglomérat on voit qu'il y a eu dans les couches sur lesquelles repose la partie arénacée du todte-liegende, un mouvement général qui les a disloquées et a dispersé au moment même les fragmens de leurs roches.

Les roches amigdaloïdes du grès rouge occupent, de même que les roches argileuses, la partie inférieure de cette formation et sont déposées sur les aspérités et dans les dépressions des roches granitiques, elles se présentent en couches irrégulières, mais continues entre les roches massives et la partie arénacée du dépôt.*

* M. Hogard qui a adopté, dans sa *Description du système des Vosges*, la même opinion sur les spilites que nous venons de décrire, vient de modifier la manière dont il les

On voit encore dans les Vosges des roches brunâtres et verdâtres, d'une origine ignée évidente, parsemées de nombreuses cellules qui leur donnent de même un aspect bulleux, ces cellules sont vides sur les surfaces, mais elles sont remplies par de la chaux carbonatée dans l'intérieur,

envisageait : il regarde toujours ces roches comme stratifiées, mais il les sépare de la formation du grès rouge (*Todteliegende*) pour les faire dépendre de celle du vieux grès rouge (*old red sandstone* des anglais); ce qui l'a conduit à cette opinion, c'est qu'il a vu, à Senones, cette roche traversée par deux filons euritiques, filons qui, assure-t-il, ne peuvent pas être regardés comme préexistans parce qu'ils ont évidemment redressé, parallèlement à leurs faces, les couches de la spilite. Il étend cette opinion à quelques roches argileuses et porphyroïdes qu'il considérait aussi avec nous, comme faisant partie du Todteliegende, ce qui le porte à le croire, c'est la discordance que l'on observe dans leurs couches avec celles qui caractérisent ce dépôt, les différens angles d'inclinaison qu'elles affectent entr'elles et quelquefois leur dislocation.

Nous devons dire que M. Rogard avance cet avis avec beaucoup de réserve, retenue qui assure à ses observations la plus grande confiance, il reconnait lui-même la nécessité de revoir de nouveau toutes ces roches avant de ne rien décider, examen qui pourrait lui faire abandonner cette manière de voir, car si jusqu'à présent on n'a pas vu dans les Vosges de filons feldspathiques pénétrer dans les couches dépendant du grès rouge, doit-on conclure de là qu'ils ne peuvent s'y rencontrer, et que dans d'autres contrées il en est de même? M. l'abbé Schmitt vient de nous entretenir dans sa *notice sur le Liedermund (Prusse Rhénane)*, de filons porphyriques qui pénètrent jusques dans le grès bigarré qu'ils ont modifiés. Si à Senones des filons euritiques sont injectés dans une roche du grès rouge, doit-on par ce seul fait en tirer la conséquence qu'elle dépend du vieux grès rouge? Ce terrain inférieur au terrain houiller avec lequel il se lie souvent n'a pas encore été reconnu dans les Vosges, où le terrain houiller existe en petits lambeaux très-circonscrits et fort disloqués. Enfin les perturbations et les discordances de stratification que l'on remarque dans les argilolites, les argiles compactes et les spilites du grès rouge ne peuvent rien inférer en faveur de leur séparation de cette formation : ces roches forment la première série de ce dépôt, il est probable qu'elles n'ont pas été formées en un jour; pendant la longue période qu'elles ont dû mettre à se constituer, il faut admettre, pour se rendre compte de cette dislocation, qu'il y a eu certains foyers de bouleversement, que le sol, à cette époque, devait être sans cesse en mouvement, et les courans d'eau peu constans et peu uniformes dans leurs courses; cette hypothèse explique leurs fractures et la discordance que leurs couches affectent entr'elles. Les roches, qui composent la seconde série de ce puissant dépôt, sont les dolomies, les arkoses, les anagénites et les grès proprement dits qui se sont déposés aussi à de longs intervalles, mais dans une mer plus tranquille, et n'ont pas éprouvé les mêmes causes perturbatrices. Observons que nous ne parlons ici que des perturbations partielles qui ont opéré successivement sur les divers membres de ce dépôt, et non du soulèvement général qui a agi en masse sur toutes les couches du Todteliegende, action que l'on reconnait par leur grande différence de niveau.

Le vieux grès rouge est caractérisé par un grès très-siliceux, d'un rouge généralement sombre, par des conglomérats où les fragmens de quartz dominent et par des argiles schisteuses très-micacées, ce ne sont pas là les caractères minéralogiques qui distinguent les roches de la première série du grès rouge, il n'y a donc que leur position géologique relative qui peut être consultée, mais avant il faut rechercher si la formation du vieux grès rouge est constamment la même, ou bien si nos roches des Vosges ne seraient pas son équivalent. Cette recherche n'est pas sans difficulté, parce que nous n'avons pas de fossiles qui peuvent nous aider, et que les diverses opinions émises sur ces terrains jettent plus d'incertitude que de lumière sur cette question. Quelques observateurs le regardent comme l'équivalent de la partie inférieure du Todteliegende, et il est à présumer que plus tard on réunira ces deux terrains sédimentaires au terrain houiller qui les sépare.

ce minéral les distingue des roches de même aspect tenant à la formation du grès rouge où nous n'y en avons jamais vu de traces ; elles sont fort dures et tenaces, quelquefois elles sont magnétiques et contiennent du fer pyriteux, elles appartiennent aux porphyres, aux eurites compactes ; aux trapps et même aux diorites compactes ; elles se montrent sur les flancs et autour des centres des massifs des roches auxquelles elles appartiennent. Après la description de ces deux espèces de roches, il reste à juger si le nom de spilite peut être donné à l'une ou à l'autre, ne conviendrait-il pas mieux de le réserver spécialement aux roches d'origine plutonique et de le faire précéder du nom de la roche à laquelle il appartient comme qualification qui indiquerait qu'elle est remplie de cavités, ou bien de le remplacer par le nom *amigdaloïde* déjà reçu ?

Il est bien à désirer que la science adopte un langage uniforme, nous en exprimons ici le vœu ; elle ferait certainement des progrès rapides si une nomenclature établissait des principes sévères de détermination, combien de discussions sur des mots n'auraient pas lieu si nous possédions une bonne description des roches, fondée sur des caractères minéralogiques et géologiques savamment étudiés et discutés par les autorités de la science qui seraient appelées à concourir à une œuvre si éminemment utile ; l'académie française nous a soumis à la loi de son dictionnaire, pourquoi la géologie ne nous imposerait-elle pas un vocabulaire qui serait l'inventaire actuel de sa langue ?

M. Hogard, dans sa *Description du système des Vosges*, a décrit avec précision et méthode le terrain du grès rouge, terrain depuis peu de temps parfaitement connu, et qui avant présentait dans les Vosges tant de problèmes difficiles à résoudre. Nous engageons les observateurs qui veulent étudier ce dépôt composé de roches si variées à porter leurs pas dans les vallées et sur les hauteurs dépendant du Valdajol, à Hérival, à la Beuille et à la Poirie près de Remiremont, c'est là que les argilolites, les argiles compactes et les arkoses se présentent sous leurs diverses manières d'être, mais c'est dans la partie septentrionale qu'ils devront aller chercher la dolomie, le calcaire argileux et les spilites.

DU GRÈS VOSGIEN *.

Le grès vosgien constitue toute la partie septentrionale de la chaîne des Vosges ; au midi et à l'est il forme des bancs détachés, mais à

* Cet aperçu sur ce terrain répond aux treizième et treizième questions du programme ainsi conçues : *Doit-on séparer le grès bigarré du grès vosgien, comme le dit M. Elie de Beaumont*,

l'ouest il est en couches continues ; il repose sur le granite, le leptynite et le gneiss ; au nord de Saint-Dié, à Senones, au Valdajol et à Bruyères, il se réunit au grès rouge avec lequel il se confond. La stratification de ces deux dépôts n'est pas toujours concordante, au contact ils contiennent les mêmes roches ; enfin à Saint-Hypolite et à Sainte-Croix-aux-Mines, il repose sur le terrain houiller avec lequel il ne se lie pas.

Le grès vosgien est formé de grains de quartz sableux et souvent d'apparence cristalline, réunis par un ciment ferrugineux, siliceux et peu argileux, sa couleur varie du rouge amarante foncé au blanc rosâtre, quelquefois il est d'un blanc ferrugineux brun. Son conglomérat ou poudingue est formé par la réunion de fragmens arrondis de quartz de différentes couleurs, fortement cimentés par un suc siliceux qui leur donne une adhérence solide. Le grès vosgien n'a pas toujours le même aspect minéralogique, il offre fréquemment des variétés de roches, qui cependant ne peuvent pas être regardées comme des couches différentes, parce qu'elles se rencontrent partout et on ne peut leur assigner une place certaine ; ce ne sont donc que des modifications et des accidens : ainsi quelquefois il a l'aspect d'une arkose lorsqu'il contient des petits points blancs de feldspath en décomposition, ou bien celui d'une psammite schistoïde lorsqu'il est argileux et micacé. On reconnaît aussi entre les bancs de grès de petites couches d'argile micacée se divisant en feuillets minces, cette argile se retrouve encore en noyaux aplatis, engagés dans le grès ; quelquefois offrant moins de résistance aux actions atmosphériques, ils laissent des cavités qui donnent au grès une apparence cariée. Enfin parfois il est presque entièrement friable et il se réduit sans efforts en sable.

De même que dans le grès rouge, le grès vosgien doit sa consolidation à de la silice en dissolution dans les eaux. Il est bien probable aussi qu'une partie de ses grains de quartz dont un grand nombre présente des facettes cristallines provient d'une action chimique analogue ; c'est encore à cette dissolution siliceuse qui est plus en excès dans quelques parties que dans d'autres, que le grès doit quelquefois son aspect de quartzite à texture serrée, plus ou moins homogène. On peut encore attribuer à la même origine ces masses de quartz amorphes qui passent souvent à une véritable calcédoine et qui cons-

ou doit-on l'y réunir, comme le pensent les géologues allemands ? — Le grès vosgien provient-il de roches préexistantes, ou au contraire, ses grains ont-ils été formés par une cristallisation confuse de matières siliceuses amenées, par exemple, par des eaux minérales.

tituent peu à peu, en enveloppant des galets de quartzite, un poudingue particulier (forêt de Humont, environs de Bains). Les calcédoines que l'on rencontre à Vecouf, au Peutet, au haut du Tot, etc., proviennent évidemment du poudingue du grès vosgien, où un ciment de cette nature était abondant. Nous avons vu encore dans le vallon de Claire-Fontaine, qui descend dans la vallée de la Sémouze, de nombreux galets de quartzites qui tous avaient une enveloppe calcédoineuse rougeâtre, due probablement aussi à une cause semblable. Le fer oligiste forme quelquefois avec la silice un ciment fort dur qui unit les galets quartzeux et constitue un poudingue ferrugineux (Remiremont, environs de Faucogney, *Thirria*); il est évident que le fer ne doit pas ici sa présence à une action chimique des eaux, mais comme nous l'avons démontré plus haut à des vapeurs métallifères, d'ailleurs dans quelques localités on exploite dans ce dépôt du fer hydroxidé et même du plomb (environs de Lembach, Katzenthal, etc., *Voltz*).

Les matières qui forment les assises du grès vosgien ont été examinées bien des fois. M. Elie de Beaumont les a étudiées particulièrement *, on n'a pas toujours été d'accord sur leur origine, mais l'opinion la plus générale est qu'elles proviennent de la destruction du terrain de transition : les cailloux quartzeux qui constituent son poudingue et qui sont les mêmes dans toute la région occupée par le grès vosgien ont, en effet, une analogie frappante avec les quartzites du terrain intermédiaire, on y reconnaît ces quartz blancs, grisâtres, rougeâtres, quelquefois micacés et ayant une structure lamellaire, schistoïde et compacte; il en est bien quelques-uns qui ont cette texture grenue, analogue à celle des quartzites de Sierck (Moselle). Mais cette variété noire souvent veinée de blanc qui a une similitude frappante avec la lydienne ou le trapp, ou même avec le schiste modifié, fait plutôt présumer qu'ils sont des débris du terrain de transition, d'ailleurs on en a trouvé qui contenaient des coquilles (*spirifer et productus*). Parmi ces galets de quartz si variés on distingue aussi des fragmens de granite, de gneiss et de leptynite, ceux d'eurite et de porphyre y sont plus rares et sont toujours décomposés, ainsi que les parties feldspathiques des roches granitoïdes qui, en général, sont en petits débris. Si les plaquettes d'argile disséminées dans le grès vosgien proviennent des schistes argileux du terrain intermédiaire, il en est qui peuvent devoir leur origine aux couches argileuses du grès rouge. Nous avons dit que les grains de quartz à facettes cristallines que l'on reconnaît dans ce dépôt étaient probablement un résultat de l'action

* Observations géologiques sur les terrains secondaires du système des Vosges, 1828.

chimique des eaux ; mais il est évident que la pluspart sont aussi des débris de quartzites ou de roches granitoïdes et même qu'ils proviennent des grauwackes et du Todteliegende.

La couleur rouge du grès vosgien si constante et si uniforme, a été aussi le sujet de scrupuleuses investigations, on est maintenant à peu près d'accord sur sa cause : on la considère comme étant due à des filons de fer oligiste et de fer hydraté qui se trouvaient dans les couches du terrain de transition lors de sa destruction.

On avait cru que le grès vosgien ne renfermait pas de restes organiques, mais depuis peu MM. Mougeot et Hogard ont recueilli des fragmens de calamites (*calamites arenaceus*) dans le grès et le poudingue de ce dépôt ; on conçoit que les corps organisés doivent être rares dans une roche sédimentaire formée de gros élémens, et qui contient peu de parties argileuses favorables à la conservation de corps fragiles.

Tous les observateurs qui ont décrit le grès vosgien : entr'autres MM. Elie de Beaumont, Voltz et Rozet, ont pensé que ce terrain n'avait éprouvé aucun dérangement depuis son dépôt, que ses couches avaient une stratification à peu près horizontale et qu'elles s'étaient déposées sur les pentes de la chaîne des Vosges dont elles avaient suivi le niveau.

M. Hogard, qui a fait une étude particulière de son nivellement, cite des redressemens remarquables de ses couches. On voit dans son ouvrage une coupe partant d'Epinal et allant au haut du Roc, qui donne à son opinion un caractère spécieux : ainsi d'Epinal à Jarménil ce dépôt est à peu près dans sa position primitive, mais à partir de là, il s'élève de plus en plus jusques au haut du Roc. Il est à remarquer que le grès, à Jarménil, n'est qu'à 400 mètres, tandis qu'au haut du Roc il est à 1017 mètres, et que la distance à vol d'oiseau, entre ces deux points, n'est que de quatre lieues. A une lieue de Jarménil, à la tête des Cuveaux, il atteint déjà une hauteur de 783 mètres et à la Charme, qui est peu éloignée, 830 mètres. Devant une aussi grande différence de niveau, dans une si petite distance, il est difficile de ne pas croire qu'il a éprouvé les effets de violentes secousses ; ce qu'il y a de plus remarquable encore dans ce redressement c'est que les couches du grès n'ont pas perdu leur horizontalité : les seuls effets que l'on reconnait sont de larges fissures qui disjoignent les bancs et des éboulemens sur les pentes du sommet et dans le voisinage des couches. Il est permis de douter que les couches du grès ont été portées à de grands niveaux par une force soulevante sans leur avoir donné une grande inclinaison, on s'attend après un pareil effort, à voir des glissemens ou des redressemens, parallèles aux pentes des sommets, mais c'est en vain qu'on les cherche.

C'est devant un ordre aussi surprenant, après un pareil effort, que nous avons de la peine à croire que le grès des Vosges a été soulevé, car nous avouons ne pas être entièrement convaincu, de même que les observateurs cités précédemment, et dont l'autorité est respectable, nous pensons que ce dépôt est dans sa position première. Dans sa partie inférieure nous avons bien reconnu qu'il était quelquefois un peu incliné, mais cette inclinaison provient de celle des roches inférieures sur lesquelles il s'est déposé. Nous savons qu'il existe une grande différence de niveau dans les couches du grès vosgien; mais ne pourrait-on pas s'en rendre compte, par les dénudations opérées par les eaux qui ont enlevé, sur un grand nombre de points, lors du creusement des vallées, de grandes épaisseurs du dépôt? C'est une théorie qui n'est pas sans réplique, nous la soumettons néanmoins aux observateurs en nous réservant toutefois de la modifier, s'il nous est démontré que seule elle n'est pas applicable; mais nous devons chercher à l'appuyer par des faits.

Les courans qui opéraient ces dénudations, changeaient probablement fréquemment de directions par suite d'affaissemens et de légères oscillations du sol, efforts que nous réduisons à une juste valeur. On a la certitude de l'existence de ces courans, dont d'ailleurs personne ne doute, en étudiant ce dépôt dans la vallée du Rhin, où il est à un niveau supérieur relativement aux distances, il forme un rivage contre lequel on aperçoit les dénudations que les eaux resserrées entre la chaine des Vosges et celle de la Forêt-Noire ont opérées graduellement. On en reconnait les traces évidentes le long de cette haute falaise, et toujours dans la direction du cours du Rhin. Cet état de choses trouve du crédit pour supposer que la vallée du Rhin était comblée par le dépôt du grès vosgien jusqu'à une certaine hauteur, que c'est à une érosion considérable qu'elle doit sa configuration actuelle et que les eaux en se retirant ont laissé les dépôts du grès bigarré et du muschelkalk que l'on trouve à la base des escarpemens du grès vosgien. Beaucoup de vallées étaient comblées ainsi par le grès vosgien, on en voit les restes sur les pentes, à une hauteur égale et s'inclinant insensiblement, celle de la Moselle en donne un bon exemple: on y voit de chaque côté des rochers escarpés, qui, à une hauteur égale bordent le flanc de la vallée, ils ressemblent à de hautes murailles destinées à soutenir les terres, ils présentent des sillons profonds, creusés dans la direction de la vallée et qui souvent s'avancent en surplomb sur ses pentes ; ils sont recouverts d'un attérissement puissant formé de sable et de débris de grès vosgien, provenant évidemment de l'action de l'érosion. On a la preuve des différentes directions des courans, dans ces dépressions alongées aboutissant à une vallée que l'on rencontre près d'un sommet couronné par un banc de grès vosgien, le point culminant de ces gorges, souvent très-élevé, est quelquefois dépourvu de grès, et l'on est étonné de son absence. On reconnaît encore ces dénudations, mais à un niveau d'eau moins élevé, dans ces petites montagnes coniques, placées quelquefois au milieu d'une vallée, et qui étaient autant d'îlots dans cette nappe d'eau, on en voit autour de Bruyères et dans les vallées de la Vologne et de Tendon : elles sont couvertes d'un lambeau de grès souvent inaccessible, par l'escarpement que ses couches, coupées verticalement, forment tout autour ; les corniches qu'elles présentent et qui surplombent sur les pentes rapides du monticule, sont des témoins des efforts des eaux. Fréquemment ces rochers présentent les formes les plus bizarres, quelquefois celles des glacis d'une forteresse ou d'une tour en ruines.

N'a-t-on pas encore des preuves de l'action des eaux dans ces petits bassins ou trous circulaires, appelés *cuveaux*, qui existent souvent à de grands niveaux, à la surface des couches du grès, et qui, une grande partie de l'année, sont remplis par une eau pluviale croupissante ; ne doivent-ils pas leur formation au roulis des matières amenées par les eaux et qui, par un tournoiement continuel, élargissaient les parois de ces cavités ? Et ces blocs erratiques, au sommet des hautes montagnes, dans le fond et sur les flancs des vallées, n'ont-ils pas contribué, par leur émission, à cette action érosive ? Mais faut-il d'autres témoins de cette puissante érosion qui a raviné ou détruit l'immense dépôt du grès des Vosges, que ces traces d'alluvions que l'on reconnaît sur les crêtes des montagnes et dépassant le niveau des grès ; quelquefois ils sont en petits lambeaux à de grandes hauteurs ; ont-ils aussi été soulevés ? Il est à remarquer qu'au-dessous des grès ou dans la région de ce dépôt, les galets qui composent le terrain de transport sont en grande partie des quarzites provenant de la destruction du poudingue.

S'il est reconnu que le grès vosgien est soulevé, il doit en être de même du grès bigarré. M. Hogard, qui nous donne aussi des renseignemens sur son niveau, nous dit : que ce terrain, à Rambervillers, est à 300 mètres, et qu'au Haut-du-Bois, il atteint déjà

700 mètres. La distance à vol d'oiseau, entre ces deux points, n'a pas plus de quatre lieues. A Fontaine (Haute-Saône), ce dépôt est à 270 mètres; sur les hauteurs du Valdajol, en se rapprochant de la vallée de la Moselle, vers Maxonchamp, il atteint 750 mètres; sur les hauteurs au nord de Rupt, où nous croyons qu'il existe, il doit être à 850 mètres, la distance entre ces points extrêmes et celui inférieur, est approximativement de trois à cinq lieues. Ainsi on voit que cette différence de niveau peut être comparée, ayant égard à la distance et à l'antériorité de sa formation, à celle du grès vosgien. Il est assez singulier de voir le grès bigarré placé dans les mêmes circonstances de nivellement; aurait-il suivi les mouvemens du grès vosgien? Mais le muschelkalk aurait dû suivre ce redressement, et cependant sa position n'est pas signalée par de grandes différences de niveau. Dans la vallée du Rhin, que nous avons citée précédemment, le grès bigarré et le muschelkalk ne suivent pas le niveau du grès vosgien, pourquoi n'en est-il pas de même à l'ouest de la chaîne?

Nous voudrions pouvoir adopter l'opinion de M. Hogard sur les différences de niveau du grès vosgien, parce qu'elle a une apparence de vérité qui appelle la confiance, et parce que nous reconnaissons que la nôtre n'est pas sans réplique. Mais nous ne pouvons concevoir ces soulèvemens brusques et par étages qui ont conservé au grès son horizontalité primitive; car on se demandera toujours pourquoi les forces soulevantes, qui exerçaient leur action au-dessous de cette masse stratifiée si puissante, ne lui ont-elles pas imprimé des bombemens que l'on reconnaîtrait aux surfaces supérieures, surtout au sommet des cônes granitiques? Est-ce parce que leur défaut d'élasticité s'opposait à une courbure aussi apparente? Mais au moins on reconnaîtrait des *failles* présentant d'un côté des couches relevées, et de l'autre des couches plongeantes, ou bien on les verrait rejetées sur les flancs des montagnes ou soulevées parallèlement à l'axe de projection. Si les divers accidens minéralogiques que présentent fréquemment le grès vosgien, et dont nous avons parlé plus haut, occupaient une place fixe et s'ils pouvaient par là servir de niveau géognostique, on serait moins embarrassé, et cette question pourrait s'éclaircir; mais on sait que tous ces accidens et modifications n'occupent pas une position certaine dans la masse du grès, qu'ils se trouvent partout, et que le poudingue même, qui semble être la partie inférieure, est très-souvent à la partie supérieure et fréquemment encore séparé en plusieurs bancs par des lits puissans de grès proprement dit. Néanmoins il est important de ne pas négliger ce moyen d'éclaircissement, car il serait possible encore que quelques localités présentassent de ces points de repère qui seraient d'un grand secours pour indiquer ou retrouver le niveau primitif. Combien il y a loin des faits observés dans le soulèvement du grès vosgien avec ceux qui distinguent celui du grès rouge (*todle-liegende*) qui offre un accord extrêmement remarquable avec tous les phénomènes qui nous paraissent devoir signaler un dépôt sédimentaire !

Mais quelle action puissante, opérant de bas en haut, aurait imprimé au dépôt du grès des Vosges, une aussi grande différence de niveau? On ne peut pas l'attribuer au granite qui avait son relief bien antérieurement à la consolidation de ce dépôt arénacé ; ni à l'éruption des basaltes, parce que le redressement aurait eu lieu dans une direction parallèle au surgissement des cônes basaltiques, qui sont : à l'ouest de la chaîne, le cône d'Essex, et au nord-est, ceux de Gundershoffen et de Riquewihr. M. Hogard le rapporte à l'éruption des ophiolites : le seul point où cette observation peut être faite, est Sainte-Sabine, qu'il cite à l'appui de cette théorie. Justement là le grès vosgien est d'une horizontalité parfaite, il se trouve en couches, ayant une étendue assez considérable, à quelques pas de ce filon de serpentine qui est considéré comme le plus puissant des Vosges ; on y voit bien quelques éboulemens, mais ce désordre se voit partout. Les têtes de dykes qu'il a cru apercevoir à la surface du grès vosgien, ne sont que de gros fragmens de serpentine que l'on déplace sans de grands efforts, quoiqu'engagés dans l'alluvion ou l'humus qui recouvre ce dépôt ; et si les blocs de serpentine à arêtes vives, que l'on remarque placés au sommet du grès, ont fait penser à cet observateur qu'ils étaient des débris de ces têtes de filons, rejetant l'hypothèse de leur transport, par une cause violente, sur les couches du grès, parce qu'ils sont à angles aigus ; n'est-il pas possible d'attribuer leur présence sur ce dépôt à des ouragans tels que l'on en voit encore dans les déserts de l'Afrique et dans les steppes de la Russie, et qui enlèvent tous les objets mobiles, ou brisent tout ce qui s'oppose à la furie des vents déchaînés ; d'ailleurs la distance à parcourir, de bas en haut, n'est que de 25 à 30 mètres, ainsi ce transport violent n'a pas dû émousser sensiblement les angles de ces fragmens. Si la serpentine avait traversé les couches de grès vosgien, comme M. Hogard le suppose, elle y aurait laissé des traces de son passage : des altérations ou des modifications dans les matières arénacées et argileuses de ce grès, de la stéatite, ou de la magnésie, ou des substances métalliques remplissant les fissures. Si parmi les débris de roches anciennes que l'on rencontre quelquefois dans le grès des Vosges on ne voit pas de serpentine, peut-on inférer de là que cette roche n'était pas sortie du sein de la terre. Il nous semble plutôt que si les eaux qui ont déposé le grès étaient acides, comme on le pense généralement, cette roche, qui renferme un tiers de magnésie, a dû être attaquée par les acides, ou bien sa dureté étant moindre que celle des autres roches, elle a été pulvérisée par le roulis des matières. Si plus tard il nous arrivait de changer notre manière de voir, et que nous y fussions conduits par des observations plus concluantes que celles qui jusqu'alors nous ont guidé, il est probable que nous attribuerions la cause du soulèvement du grès vosgien, non à une action violente, due à l'éruption de roches pyrogènes, qui n'ayant pu percer ses couches puissantes, se seraient consolidées au-dessous d'elles, mais à un mouvement lent qui aurait fait monter tout entier le dépôt du grès vosgien; et comme ce redressement a toujours lieu parallèlement à l'axe granitique de la chaîne des Vosges, nous en verrions la cause dans l'exhaussement lent des montagnes primordiales du système; mouvement graduel qui n'aurait, en aucune façon, affecté le relief des Vosges, mais lui aurait donné seulement un niveau supérieur. Nous nous étayerions, dans cette théorie, du soulèvement du terrain jurassique, dont M. Thurmann a si bien décrit les phénomènes, et dont nous avons vu des exemples frappans dans la Bourgogne et dans les environs de Lyon; les couches tertiaires semblent aussi avoir été redressées par la même action des convulsions souterraines, et nous avons même la preuve sous nos yeux de ce mouvement lent et continu dans ce qui se passe aujourd'hui en Scandinavie et sur les rivages du Danemark, où il est bien constaté que le sol se soulève progressivement. Les temps historiques nous fournissent aussi, même depuis des époques peu reculées, de nombreux exemples d'exhaussement du sol, phénomène que l'on attribuait, il y a peu de temps encore, à la retraite des eaux de la mer. Il est bien entendu que si, dans la suite, des faits positifs, appuyés par une théorie sévèrement discutée, nous faisaient adopter cette opinion, nous n'abandonnerions pas l'action érosive qui a donné au dépôt du grès des Vosges, l'allure qu'on lui reconnaît, elle servirait, au contraire, d'appui à cette manière de voir, et expliquerait les *saccades* de ces couches sédimentaires. Il arrive quelquefois que des observateurs expérimentés changent ou modifient leurs opinions, à plus forte raison, ne devons-nous pas nous refuser à nous rendre à l'évidence de faits positifs, aussi nous sommes prêts à abandonner la nôtre aussitôt qu'on nous prouvera, par des exemples et par une explication plus satisfaisante, que le grès vosgien a été soulevé brusquement, sans perdre, par cet effort violent, son horizontalité primitive, et sans laisser de témoins de la projection d'une roche plutonique à travers ou dans le voisinage d'un dépôt arénacé.

Nous avons parlé de l'aspect singulier que présentaient les roches du grès vosgien, souvent escarpées et inaccessibles, et que de loin on prend pour les débris de la féodalité : l'illusion est d'autant plus complète que les pentes de la montagne sont parsemées des débris du grès couverts d'un lichen blanchâtre. M. Hogard a donné dans son atlas de jolis dessins qui représentent les roches Saint-Martin et du Kamberg près Saint-Dié, il ne pouvait pas faire un meilleur choix pour donner une idée exacte de ces masses imposantes que l'on prend pour des forteresses, et qui ne sont que des témoins de la continuité de ce puissant dépôt. La roche des Fées, près Saint-Dié, les roches du Thim et du Ruptbyade, près de Remiremont, figureraient très-bien près des premiers, elles présentent des escarpemens à surfaces unies, dominant la vallée, de larges corridors y sont ouverts et donnent à peine accès au jour, ils sont quelquefois la demeure du Grand-Duc qui y établit son nid; on reconnait contre leurs parois des traces d'érosion, et le sol est nivelé par les débris du poudingue ou par les alluvions ; au sommet, une bruyère épaisse et des myrtiles touffues couvrent des fissures étroites où l'on risque de glisser ; il serait dangereux d'y tomber, parce que, pressé entre deux murailles de grès ou de poudingue, on aurait de la peine à se dégager ; ces gerçures sont ordinairement la retraite des renards ou des chevreuils qui y trouvent un abri contre la neige et le froid. Il est probable que l'on y trouverait des restes de ces animaux, non pas que nous voulions comparer ces sortes de cavernes à celles des terrains jurassiques, car elles sont peu profondes et elles diffèrent de celles des terrains calcaires par la grande largeur de leur ouverture ; nous avons cependant plusieurs fois fouillé leur sol, mais nous n'y avons trouvé que les débris du grès mêlés à de la terre de bruyères que les eaux y amènent ; peut-être, en creusant plus profondément, y trouverait-on des restes d'aurochs ou d'ours, car ces animaux ont habité autrefois les Vosges, et les derniers en ont disparu seulement depuis un siècle.

Le grès vosgien acquiert quelquefois une grande puissance, M. Rozet lui a reconnu, dans les environs de Raon-l'Etape, plus de 500 mètres. Il est massif et il se divise en couches assez régulières, des fissures verticales les coupent en gros blocs, il fournit de bonnes pierres de taille, et il est exploité pour cet usage dans toutes les localités où il se trouve; il est réfractaire et comme tel employé dans la construction des fours de forges et de fonderies, les couches minces sont employées comme dalles, mais rarement pour couvrir les habitations.

Quelques géologues rapportent le grès vosgien au grès bigarré, et le regardent comme sa partie inférieure, d'autres observateurs le réunissent au grès rouge dont il constituerait la partie supérieure. C'est plutôt à ce dernier dépôt qu'il pourrait avoir de l'analogie, car il se lie quelquefois avec lui en couches concordantes, mais il est regardé comme une formation indépendante, et lorsqu'il est recouvert par le grès bigarré, c'est presque toujours en stratification discordante.

Le grès bigarré qui est plus argileux et plus micacé, ne peut être confondu avec lui, il renferme bien quelquefois des galets de quartz, mais ils sont fort petits et rares. Sa couleur est irrégulière et celle qui domine est d'un blanc jaunâtre. Ses bancs, plus minces, sont plus réguliers et plus schistoïdes, enfin c'est une véritable psammite. Il se lie avec le muschelkalk avec lequel il est en concordance. M. d'Alberti, savant géologue du Wurtemberg, regarde le grès bigarré, le muschelkalk et le keuper comme appartenant à la même formation, à laquelle il donne le nom de *Trias* *; il appuie cette opinion de considérations importantes. L'analogie qui existe entre les fossiles qui caractérisent ces trois dépôts, est suffisamment prouvée : les observations de MM. Voltz, Mongeot et Hogard, et les nôtres, sur les corps organisés de ce terrain, peut aussi contribuer à appuyer cette liaison.

DU GNEISS ET DU LEPTYNITE.

Après avoir passé en revue les roches d'agrégation mécanique intermédiaires et secondaires qui présentent des métamorphoses et des modifications, disons un mot des roches appartenant aux formations primordiales où ces phénomènes peuvent être observés. Le gneiss occupe dans les Vosges peu de surface, il se présente en lambeaux au milieu du granite et du leptynite, la contrée où on le reconnait sur une plus grande étendue est celle occupée par les communes de Laveline, Lacroix-aux-Mines, Wissembach, Colroy, Sainte-Marie-aux-Mines, etc. Il est souvent décomposé et il offre des variétés remarquables : ainsi depuis Corcieux et Gerbépal jusqu'à Arnould, on

* Monographie du Trias, Stuttgart 1834.

reconnait un gneiss que l'on peut appeler *talqueux*, constituer toute la longue côte que l'on descendait pour aller à Saint-Dié, avant que cette route ne fût rectifiée, ce gneiss est rosâtre, et le mica qui n'est pas complètement passé au talc en a cependant quelques caractères, sa présence est désignée par des petites couches brunâtres et ternes dont la division en lamelles est impossible, la structure de cette roche est schistoïde, et ses feuillets qui se partagent facilement sont enduits de talc reconnaissable au toucher onctueux que leurs surfaces présentent. Non loin de là : à la Croix-aux-Mines, à Gemaingoutte et à Wissembach, une autre modification du gneiss semble succéder à celle-ci, on n'y reconnait plus de mica ni de talc, c'est le graphite qui a pris la place de ces deux substances, ses écailles se sont emparées de cette roche où le feldspath est peu abondant et souvent à l'état de kaolin, mais peu à peu le mica reparaît, il finit par reprendre toute sa puissance et avec lui le gneiss ses caractères distinctifs. A l'Allemend-Rombach, dans le voisinage du granite, il est très-feldspathique, c'est peut-être une modification due au granite qui aura donné à son feldspath plus d'apparence, et à Colroy il est traversé par des petits filets de quartz translucide, mais d'un blanc sale, qui sont interposés dans ses feuillets où ils présentent fréquemment des renflemens et des nodules. Lorsque le gneiss est en lambeaux peu étendus au milieu du granite, ses feuillets sont contournés, sa texture est très-serrée, sa force de cohésion est extrême et son mica, en lamelles fines, lui donne l'aspect d'une diorite schistoïde. (Environs de Remiremont, Sapois, etc.)

Il semble reconnu que le leptynite, roche composée de feldspath grénu et de quartz sableux et très-souvent de mica en paillettes disséminées, forme dans les Vosges le passage du gneiss au granite commun, et qu'il s'est constitué aux dépens du premier ; ce terrain encore peu connu a été étudié, dans nos montagnes, par M. Rozet, en observateur exercé, il est le premier qui en a tracé avec exactitude les caractères, les limites, et fait ressortir ses relations avec le granite et son passage insensible au gneiss. C'est en effet dans les montagnes des Vosges que cette roche peut être observée avec le plus d'avantage, elle y occupe de grandes surfaces et constitue même le groupe de montagnes entre Remiremont, Gérardmer, Bruyères, Docelles et Eloyes, où, souvent recouvert par le grès vosgien, il est pénétré par les massifs de granite qui occupent le fond des vallées ; dans cette vaste étendue de terrain, le leptynite présente toutes ses variétés d'aspect : on y voit son mica tantôt disposé en lignes planes ou contournées comme dans le gneiss, tantôt en petits amas formant des nids ou des taches arrondies ou alongées; ou bien disséminé comme dans les granites. Ces variétés l'ont fait nommer *leptynite gneissique*, *leptynite maculé*, *leptinite graphique* et *leptynite granitoïde*, quelquefois le mica s'unit à l'amphibole et constitue un leptynite que l'on pourrait appeler *siénitique*, mais peu à peu l'amphibole remplace complètement le mica, et devient même si abondante que la roche prend l'aspect d'une véritable diorite (Ranfaing), qui a parfois une structure schistoïde (diorite schistoïde de l'étang de Fondromé), souvent encore le leptynite est privé entièrement de mica, c'est alors une roche presque homogène, blanchâtre, où le feldspath grénu et le quartz sableux, ses parties essentielles, sont ses seuls composans; mais bientôt on y aperçoit de très-petits grenats disséminés qui lui ont fait donner, par M. Brongniart, le nom de *leptynite granatique*. (Ranfaing, Gérardmer, Sainte-Sabine, Sainte-Marie-aux-Mines, etc.), dans d'autres localités (Eloyes, Tendon), son feldspath rosâtre très-abondant, lui donne une espèce de compacité qui, au pemier abord, pourrait le faire prendre pour une eurite, c'est principalement dans les fragmens détachés et polis par l'action de l'influence atmosphérique que l'illusion est complète. Tous ces divers aspects sous lesquels cette roche se présente ne peuvent pas constituer différentes espèces au Leptynite, ce ne sont que des modifications dont il est aisé de se convaincre à Ranfaing près de Remiremont, où l'on rencontre toutes ces variétés passant alternativement de l'une à l'autre, sans aucun ordre, et où fréquemment encore un bloc détaché de la roche en présente plusieurs réunies; c'est dans cette localité curieuse que nous avons signalé cette belle variété parsemée de pinites et de grenats.

Le leptynite dans les Vosges est le seul gisement des *ophiolites* (serpentine), car il ne paraît pas prouvé que la roche indiquée par M. Voltz à Odern, entre le granite et le terrain de transition est une serpentine, elle semble être plutôt une variolite à base d'amphibole. Le gneiss paraît être aussi le gisement spécial des massifs de calcaires lamellaires appelé *cipolin* et *ophicalce*, qui, de même que les ophiolites, se présentent en amas subordonnés. La serpentine ne paraît pas avoir fait subir de modifications à la roche encaissante, seulement on remarque dans ses fissures un enduit stéatiteux souvent acquérant plus d'un millimètre d'épaisseur, il pourrait bien devoir son origine à l'éruption de cette roche si riche en magnésie; les calcaires cipolins au contraire ont fait éprouver aux roches qui les environnent une modification remarquable. Au Chipal, à Laveline et à Saint-Philippe, elles sont pénétrées de chaux au point de contact à un tel point que l'on ne sait si c'est un gneiss avec chaux carbonatée ou bien un calcaire micacé, car le gneiss fait une vive effervescence avec les acides. Les feuillets du gneiss sont sensiblement contournés dans le voisinage du foyer d'éruption du calcaire de Laveline, mais il serait hasardeux d'attribuer à la même action l'état de décomposition de cette roche, on doit plutôt en rechercher la cause dans les agens atmosphériques, dans l'humus et dans les alluvions qui l'ont recouvert, cette roche, par l'abondance de son mica, étant très-perméable à l'eau; il en est de même du gneiss de la Chapelle, près Bruyères, que les habitans de cette localité, après l'avoir lavé et placé dans un four à une forte chaleur, livraient autrefois au commerce sous le nom de *sable doré* ou de *poudre d'or*. Le leptynite contient fréquemment des fragmens anguleux et arrondis de gneiss qui lui donnent quelquefois un aspect bréchiforme, cela ne doit pas étonner, s'il a été formé aux dépens de cette roche il peut bien contenir de ses débris.

Nous ne discuterons pas ici la cause modifiante du gneiss ni sa présence en petits lambeaux épars au milieu du terrain granitique, il en sera de même de la position du leptynite au-dessus du granite, parce que cette discussion nous entraînerait à émettre une théorie qui n'est pas appuyée généralement : celle qui voudrait que le gneiss fût la première roche consolidée du globe, et que le leptynite se fût constitué à ses dépens. Cette opinion à laquelle M. Rozet a donné de l'importance en faisant connaître dans les Vosges de nombreux faits qui la soutiennent, a été combattue par M. Hogard qui, comme M. Elie de Beaumont, considère le gneiss, le leptynite et le granite commun comme ne pouvant être séparés les uns des autres. Pour concilier ces deux théories, nous dirons seulement qu'il serait possible que le granite existât déjà lorsque le gneiss et le leptynite se sont déposés, mais que ce n'était qu'un bain métallique dans une inertie complète, et qui ne s'est soulevé qu'après le dépôt des roches qui nous occupent. C'est à ce soulèvement que l'on peut attribuer leur dislocation et l'existence des masses et des filons granitiques qui les traversent et s'épanchent fréquemment sur elles. Il est bien entendu que nous ne parlons pas ici des divers soulèvemens qui ont donné aux Vosges la configuration actuelle, mais de celui qui leur a donné un premier relief.

Il n'est plus permis aujourd'hui de nier la stratification du gneiss, les observations que l'on fait tous les jours appuient de plus en plus cette opinion, mais ce n'est pas dans les Vosges qu'elle a pu acquérir de la force, car l'aspect général de cette roche toute contournée et fissurée y offrirait plutôt des remarques favorables à l'avis contraire. Nous sommes porté à croire que le leptynite, constitué évidemment aux dépens du gneiss, est comme lui déposé en couches formées par un concours d'agens aqueux, gazeux et galvaniques, et que, de même que dans le gneiss, ses variétés minéralogiques prouvent que ses élémens étaient inégalement répandus dans la dissolution; son quartz sableux, les fragmens de gneiss souvent roulés qu'il contient, sa granulation confuse, les strates qu'ils offrent fréquemment, strates formées de diverses variétés de la roche et alternant entre elles, ses fissures se divisant presque toujours en feuillets, enfin la large bande qu'il forme au nord de Remiremont, entre le granite et le grès Vosgien, bande qui est souvent pénétrée par la première de ces roches, sont des faits qui chez nous trouvent de la considération pour oser soumettre aux observateurs cette manière de voir que, du reste, nous n'adopterons qu'après l'avoir bien étudiée, parce que nous reconnaissons qu'il est des contradictions à cette opinion.

DU GRANITE.

Le granite est, dans les Vosges, la roche la plus répandue; c'est sur lui que se sont groupées toutes les autres formations, il constitue les montagnes les plus élevées du système: le Honeck (1367^{m}), le Rotabac (1319^{m}), le Brésouar (1231^{m}), le Drumont (1150^{m}), le Champ-du-Feu (1057^{m}), etc., et vers les pentes de la chaîne, dans la région du grès rouge et du grès vosgien, il occupe le fond de la plupart des vallées. Disons quelques mots de ses diverses manières d'être avant de faire connaître les modifications et les altérations qu'il présente et que nous avons reconnues dans ces montagnes.

Le *granite commun* est une roche à petits grains cristallisés confusément, il varie peu dans son aspect; quelquefois cependant les cristaux de feldspath, généralement blancs, deviennent plus gros et lui donnent par là les conditions exigées pour être un granite porphyroïde, mais bientôt il reprend son maintien ordinaire, aussi ce n'est qu'un accident et non un système d'autres filons granitiques injectés dans un massif préexistant. Cependant, à Ranfaing, il existe un granite à très-petits grains cristallisés confusément, à feldspath rougeâtre, dont la manière d'être n'est pas la même que celle du granite commun, il est traversé par des filons d'une eurite violette, maculée de violet plus intense, sa couleur est rosâtre, mais peu à peu elle devient bleuâtre;

cette roche, que nous regardions comme faisant partie de la masse leptynitique de cette localité, doit en être cependant séparée, parce que ses élémens n'y sont pas disposés, ni cristallisés comme dans le leptynite, qu'ils ne varient pas un seul instant d'aspect et que le seul changement que cette roche éprouve n'est que dans sa couleur. Le granite commun est l'espèce qui occupe le plus d'étendue, car il constitue sans interruption toute la base de la vallée de la Moselle, depuis Epinal jusqu'à Rupt, de celles de la Vologne, du Tholy, de Vagney, de Rochesson, de Saulxures, etc. Il se trouve très-souvent en contact avec le leptynite; est-ce cette circonstance qui l'a fait réunir par M. Hogard au groupe du leptynite et du gnéiss, et qui lui fait considérer ces roches comme inséparables les unes des autres? Que l'on observe minéralogiquement les élémens de ce granite: l'on verra qu'ils ne sont pas cristallisés comme dans le leptynite et que c'est une autre combinaison chimique qui a procédé à leur réunion et à la formation de la roche; nous avons dit aussi que ce granite changeait peu d'aspect, que partout il était de même, tandis que le leptynite varie de maintien à chaque pas, même dans chaque fragment. Nous savons que la ligne de démarcation entre ces deux roches est très-difficile à établir, et que si l'on marche sur le leptynite croyant pouvoir le suivre quelques instans, on est tout-à-coup sur le granite sans avoir rencontré le point de partage, parce que les élémens de ces deux roches se mélangent insensiblement sans qu'il soit possible d'apercevoir au point de contact aucune soudure entr'elles. On peut, je crois, reconnaître cette ligne de partage en suivant la base du Grismouton, depuis le Saint-Mont jusques à Eloyes: là le granite est constamment au-dessous, poussant des pointes dans le leptynite qui, par ce mouvement, varie beaucoup dans son niveau. On peut se rendre compte du mélange insensible des élémens des deux roches, en admettant que le granite, en s'injectant dans le leptynite, a dû prendre au passage des parties de la roche ambiante qui n'avait pas encore une consolidation parfaite, ou qui se trouvait à l'état d'arène, ou bien que la matière granitique à l'état de fusion, en s'introduisant dans les fractures et même dans les fissures du leptynite, a dû briser et empâter tous les fragmens détachés, ainsi que les portions saillantes qui s'opposaient à la violence de son intuition, on observe que ce mélange n'existe que dans les salbandes du filon, c'est-à-dire que dans les deux surfaces qui le limitent et le séparent de la roche environnante, il pénètre peu profondément, pourquoi? Parce que la matière ignée, dans sa projection, était accompagnée de vapeur élastique qui tenait en suspension les débris arrachés et les refoulait vers les surfaces jusqu'à ce que la matière, en se refroidissant et en se consolidant, les a retenus.

Dans la vallée de Tendon, sur le revers opposé à celui de la cascade, on voit un bon exemple qui peut appuyer cette théorie : c'est un lambeau de leptynite qui présente une stratification parfaite, et dont les couches peu épaisses alternent entre elles d'une manière fort remarquable, il se trouve accolé à un filon granitique, et il est incliné dans un sens inverse à la projection du filon, c'est-à-dire qu'au lieu d'être redressé par la force de l'injection il s'est au contraire affaissé, la face du filon qui se trouve en contact avec les couches du leptynite ne présente aucun mélange de cette dernière roche, le passage est brusque, on pourrait presque dire qu'il y a un point de soudure, tandis que la face opposée présente un mélange de matières granitiques et leptynitiques, comme on l'observe ordinairement ; s'il nous est permis d'appliquer ce fait à notre manière d'envisager ces roches, nous dirons qu'au moment du déplacement de la matière en fusion les couches du leptynite s'étant affaissées, il en est résulté une pression considérable sur la matière granitique, pression qui a projeté dans les fractures de la roche préexistante la substance en fusion et qui a dû nécessairement s'exercer avec plus de force sur un côté que sur l'autre. Nous avons dit que le granite commun présentait quelquefois des parties porphyroïdes, ce changement dans sa matière se remarque principalement lorsqu'il est en filons, c'est, je crois, à cette circonstance qu'il doit cette variation dans son aspect, parce que la matière injectée dans une fracture étant moins comprimée que celle de la masse principale sur laquelle une grande pression s'exerçait, a dû trouver des circonstances plus favorables au développement de ses cristaux.

On a appelé *granite porphyroïde* un granite où les cristaux de feldspath sont développés ou cristallisés assez nettement et abondans, il est aussi très-répandu dans les Vosges où il offre quelquefois des nuances très-variées dues à la coloration du feldspath ; le granite porphyroïde du Champ-du-Feu a un autre aspect, son feldspath est généralement blanc et il prend de l'amphibole ; celui du Honeck, du Rotabac et de la vallée de la Thurr, a quelqu'analogie avec lui, mais il offre une variété distincte ; celui de Sainte-Marie-aux-Mines en présente encore une autre, enfin celui de Plombières et de Bains, qui forme une masse décomposée, doit être aussi mis à part et attirer une attention particulière.

Le *granite siénitique* est un granite avec amphibole, il serait une véritable siénite s'il n'avait pas autant de mica, mais ce minéral domine encore sur l'amphibole, c'est une fort belle roche; ses grands cristaux de feldspath en font reconnaître deux variétés bien tranchées, l'une à cristaux blancs et à cristaux verts plus petits, et l'autre à cristaux rougeâtres; quelquefois on y distingue des veines feldspathiques d'un blanc rosâtre avec amphibole du plus joli effet, quelquefois encore l'amphibole y forme des agglomérations qui figurent assez parfaitement des étoiles et qui, si elles étaient circonscrites par un cercle feldspathique, donneraient à la roche l'aspect de la diorite de Corse. C'est cette roche qui forme la plupart des blocs erratiques des vallées occidentales des Vosges, il en est quelquefois de fort gros et qui mesurent 30 à 35 mètres cubes, quelques-uns jouissent de quelque célébrité ou sont vénérés par le peuple qui y attache des croyances superstitieuses: la pierre Charlemagne à Gérardmer, le fardeau Saint-Christophe au sommet du Grismouton, le Pas-de-l'Ane et la pierre Tounerosse à Remiremont, etc. A la Bresse, à Cornimont et à Ventron, ce granite est la roche dominante, on l'emploie dans ces localités comme pierre de taille dans les constructions, on en fait même des bassins de fontaine, quoique très-dure elle se taille avec assez de facilité. On pourrait l'employer dans l'architecture monumentale avec un grand succès parce qu'elle peut offrir un poli brillant et qu'il est possible d'en obtenir des blocs de grande dimension*.

Le *granite micacé* est un granite où le mica domine, il a quelquefois une apparence de gnéiss due à la superposition des lamelles de son mica. On le rencontre au Valdajol: dans la vallée des Roches et au moulin du Géha où il forme dans le ruisseau des rochers forts pittoresques; à Plainfaing, dans la vallée de Ban-sur-Meurthe et à Clefcy. Dans cette dernière localité cette roche paraît être spécialement composée de mica: le quartz et le feldspath, qui ordinairement dans le granite sont mélangés intimement avec le mica, forment ici des veines sinueuses rosâtres, où cette dernière substance manque totalement. Au premier aspect, et surtout si l'on est indécis sur la détermination de cette roche, on est tenté de les considérer comme

* En 1828, M. Bresson, maire de Remiremont, avait conçu le projet d'élever sur une des places de cette ville un obélisque dont l'aiguille qui devait être monolithe aurait eu 27 pieds et le soubassement 10 pieds, la pierre principale était déjà ébauchée, mais l'administration municipale a reculé devant les frais de transport de ces énormes blocs de la Bresse à Remiremont, elle a préféré abandonner l'ouvrage commencé. Nous aimons à espérer encore qu'un jour un administrateur, ami du beau, voudra attacher son nom à un monument aussi impérissable élevé à l'entrée de nos belles montagnes; une souscription entre les habitans aisés pourrait venir à l'aide de la caisse municipale, qui d'ailleurs, a prouvé depuis par des constructions autrement onéreuses que l'économie n'était pas toujours son mobile.

des filons indépendans et postérieurs ; mais il est des exceptions à la règle granitifiante : ainsi quelquefois les élémens granitiques peuvent être isolés ou former deux à deux un composé sans cesser d'être un granite, parce qu'ils finissent par se réunir et reprendre leur allure ordinaire. Le fait de celui de Clefcy est cependant assez rare pour être cité : il est en effet bizarre de voir des amas de mica aussi considérables sans aucun mélange apparent d'autres substances et coupés par des veines assez régulières de quartz et de feldspath où le mica n'a pas accès ; on cherche en vain la cause qui a empêché l'association ordinaire de ce minéral avec le quartz et le feldspath, et pourquoi il s'est emparé de toute la place, ne laissant aux deux autres que des limites fort resserrées. La roche de Clefcy a été un moment exploitée, par la société anonyme des marbres des Vosges, sous le nom de *Micaschiste*, nom qui la désignait minéralogiquement parlant avec assez de précision ; sa couleur noirâtre la faisait employer dans les monumens funéraires, on choisissait pour cela les parties privées de veines feldspathiques et quartzeuses, mais les influences atmosphériques la ternissaient dans peu de temps, d'ailleurs le mica prend mal le poli.

Les observateurs reconnaissent dans le granite plusieurs époques d'éruption, mais la science ne nous donne aucun moyen pour déterminer l'âge relatif de ces divers soulèvemens, ou du moins ceux qu'elle nous donne sont tout à fait hypothétiques. Il est certain que dans les Vosges le granite commun est le premier arrivé à la surface du globe, et il est probable que les massifs qui offrent entr'eux une grande différence minéralogique sont autant de diverses époques de formations granitiques : le granite siénitique est certainement une époque, le granite micacé une autre et celui de Ranfaing, si différent du granite commun, pourrait aussi être d'un autre âge.

Il existe dans le granite deux sortes de feldspath : *l'Orthose* ou feldspath à base de potasse, et *l'Albite* ou feldspath à base de soude, on distingue entre eux une différence cristallographique (voir Beudant T. 1. p. 559 et T 2. p, 103), le premier est beaucoup plus abondant que le second qui ne se trouve le plus souvent dans les masses granitiques qu'en agglomération particulière ou qu'en veines distinctes. Cette dissemblance de feldspath pourrait servir à fixer l'âge des éruptions granitiques, mais malheureusement nous manquons de moyens physiques pour en faire la différence et il faut être minéralogiste et chimiste parfait pour arriver à les reconnaître. Le granite commun et certain granite porphyroïde contiennent fréquemment des agglomérations de mica qui se détachent parfois de la masse qui les empâte, surtout lorsqu'elle est en décomposition, au premier aspect on pourrait les prendre pour des fragmens de gnéiss, mais un examen attentif fait bientôt reconnaître que ces petits amas sont contemporains de la roche principale, que ce n'est qu'un jeu de cristallisation et d'affinité du mica. Ce n'est pas que nous révoquions en doute la présence de fragmens de gnéiss dans le granite, et si les nodules micacés que l'on y a rencontrés jusqu'à présent ne réunissent pas complètement les caractères gnéissiques pour les considérer comme des fragmens de gnéiss, empâtés dans le granite, nous regardons comme possible leur présence dans celui des Vosges, on en a bien reconnu dans celui de Cherbourg et d'autres contrées.

Toutes les variétés de granite que nous venons de décrire sont assez constantes dans la manière d'être de leurs élémens, mais nous avons dit que leur composition pouvait naturellement varier et qu'elle dépendait beaucoup des circonstances locales, il est aussi des causes dont on ne peut guère se rendre compte, parce qu'elles peuvent dépendre de combinaisons chimiques inconnues ou hypothétiques; mais il est d'autres altérations et modifications dans les masses granitiques que nous croyons pouvoir expliquer par des causes probables telles qu'à des filons de roches feldspathiques ou quartzeuses, ou d'autres substances minérales, et aux agens atmosphériques. Examinons les diverses localités qui peuvent servir d'exemples à cette théorie : à Plombières, plusieurs filons de chaux fluatée verdâtre, de baryte et de quartz, poussent de nombreuses ramifications dans un granite en décomposition qui constitue des escarpemens considérables dans le fond de la vallée, des veines d'une substance feldspathique de la nature des eurites et des filets d'une matière rosée, appelée *savon minéral*, composée, d'après M. Berthier, de silice, d'alumine et d'un peu de magnésie, s'associent et se ramifient avec la chaux fluatée. Les cristaux de feldspath sont mats, ils ont perdu leur transparence, le mica d'une couleur cuivreuse est passé souvent au talc, et la désagrégation de la roche est telle qu'elle sert de sable pour le mortier des constructions de la localité. Il serait possible que l'état d'arène du granite fût dû à l'action des filons de ces substances minérales, ainsi que la transformation du mica en talc et en stéatite, métamorphose qui est considérée aujourd'hui comme possible; il y a d'ailleurs des micas à base de magnésie, dont l'analyse diffère peu de celles de la stéatite et du talc. Le granite de Plombières pourrait être regardé comme faisant une époque d'éruption à part, car il ne fait pas évidemment partie du massif qui forme la vallée de l'Augronne du côté de Remiremont, quoiqu'il soit en contact avec lui. A Bains, les mêmes faits et la même altération se remarquent dans le granite de cette localité, en tout semblable à celui de Plombières. Cette théorie, pour expliquer la décomposition du granite de Plombières et de Bains, paraîtra hasardée, parce que ces massifs sont considérables et s'étendent au loin, que leur décomposition est parfaite, sauf quelques gros fragmens qui n'ont qu'un commencement de désagrégation, et qui sont dispersés çà et là dans les massifs; mais il est à remarquer que dans ces deux localités, des eaux thermales sourdent en abondance des crevasses de ces masses granitiques; les eaux thermales de Luxeuil qui font partie du même rayon géologique sortent du grès bigarré, mais il est certain qu'elles traversent aussi le granite, puisque près de là cette roche se montre, et avec des circonstances à peu près semblables à celles de Plombières et de Bains. L'opinion la plus générale est que les sources chaudes sont dues à une action ignée dont le foyer est situé à de grandes profondeurs, leur projection à la surface a dû être accompagnée, dans l'origine, de dégagemens considérables de vapeurs minérales et de matières en fusion, qui se sont condensées dans les fissures de la roche ou se sont injectées dans son massif; cette éruption, produite par la grande réaction chimique qui se faisait à l'intérieur, a dû nécessairement décomposer les obstacles qui s'opposaient à son passage : joignons aussi à ces circonstances l'action calorique des eaux thermales qui ont dû, dans l'origine, être à une température plus élevée, quoique de nos jours leur chaleur ne paraît pas diminuer; il est à remarquer que les eaux thermales de Plombières, de Bains et de Luxeuil contiennent en dissolution les mêmes substances que l'on rencontre en filons dans leur granite, il est donc à présumer qu'en suivant les fissures de la roche elles se chargent, dans leur chemin, des substances minérales qu'elles rencontrent et qu'elles apportent avec elles. Dans ces localités, il n'existe pas seulement des sources thermales, plusieurs sources minérales froides fournissent aussi leurs principes bienfaisans, et concourent avec elles pour rendre la santé aux nombreux malades qui, tous les ans, viennent y chercher du soulagement à leurs maux, ce sont des eaux *ferrugineuses* et des eaux dites *savonneuses*, elles doivent probablement leur qualité à des amas et à des filons de fer hydraté et de *savon minéral*, sur lesquels elles reposent ou qu'elles traversent, en se saturant de leurs principes.

A Reherrey, commune de Dommartin, où M. Friry, maître de forges à Saint-Amé, recherche dans ce moment du minerai de fer, on voit, dans les coupures faites dans ce but sur les flancs de la montagne, de nombreux filons de fer oligiste qui, en veines déliées, parcourent un massif granitique tout décomposé. Le fer oligiste en lames éclatantes enveloppe quelquefois des parties argileuses qui ont pris, par l'action ignée de ces filons métalliques, l'aspect de fragmens de briques à pâte fine. Le granite de cette localité a la plus grande analogie avec celui de Plombières, il se réduit de même sous la pioche en sable propre à la confection des mortiers; les fissures qui le traversent sont aussi quelquefois enduites d'une substance blanche et onctueuse qui a de la ressemblance avec le *savon minéral* de Plombières. On remarquera que près de là une source thermale, appelée *Chaude-Fontaine* vient sortir à la surface du terrain, et que non loin il existe encore une source ferrugineuse appellée la *Salmate* ou la *Tioche*. La présence du fer oligiste dans le granite est un fait très-commun dans les Vosges, surtout dans la région méridionale; ainsi parmi beaucoup d'autres localités on peut le citer à Gerbamont, Cornimont, Dommartin, Rupt, dans la vallée de Travexin, le mont de Fourche, à la Croisette, Xonviller, Faymont, etc., mais il n'y existe qu'en veines extrêmement minces et souvent interrompues, aussi son exploitation serait fort incertaine. Il est en lamelles lenticulaires brillantes formant quelquefois de jolis faisceaux cristallisés en rhomboides, ou bien il est micacé, se divisant en écailles fines, onctueuses et s'attachant aux doigts. Rarement il est accompagné de quartz, mais quelquefois de manganèse pulvérulent. A Châtillon, commune du Valdajol, le fer oligiste n'a pas le même aspect: son éclat est peu métallique, il est mamelonné, à structure fibreuse et se séparant en aiguilles fines; c'est le fer oxidé rouge concrétionné de Hauy (*hématite rouge*) qui produit un fer de très-bonne qualité et qui est recherché pour faire les *brunissoirs* dont on se sert pour polir certains corps et en particulier les métaux. Les ouvriers de Plombières, si renommés par leurs jolis ouvrages en fer poli, trouveraient là de quoi s'approvisionner. Le fer oligiste en s'introduisant dans le granite y a occasionné des perturbations remarquables: cette roche est presque toujours dans une désagrégation plus ou moins avancée, et cet état est plus complet lorsque les veines sont plus nombreuses ou plus épaisses. Dans les travaux de M. Friry, à Reherrey, on voit dans le voisinage du fer oligiste de larges fissures, se terminant en coin, remplies de fragmens angulaires de granite mélangés d'argile; ces fragmens proviennent de la même masse granitique, mais ils ne sont pas dans le même état de décomposition. L'injection du fer oligiste a dû avoir lieu après le dépôt du grès Vosgien, car on n'en voit aucune trace dans le grès bigarré, et il est à remarquer que dans les roches sédimentaires où il se trouve, ses cristaux sont bien moins développés que dans les roches d'origine pyrogène.

Cette coïncidence de mêmes faits et de mêmes circonstances dans quatre localités différentes où existent des eaux thermales et minérales froides nous engage à dire quelques mots sur leur gisement. M. Rozet considère le groupe trappéen comme la région des eaux minérales et thermales et il ajoute : « que toutes celles qu'on voit sortir des » granites, des gnéiss et des autres roches feldspathiques (Plombières, » Bains, Luxeuil, Bade, etc.) en proviennent et sont élevées d'une » grande profondeur par la pression des fluides élastiques ; » ce qui porte cet observateur à émettre cette théorie, c'est que les fontaines minérales de Bussang sortent du trapp, ainsi que les eaux thermales de Badenwiller (pays de Bade). Nous répondrons à cette opinion qu'il est reconnu que la roche de laquelle sortent les eaux acidules de Bussang est un schiste de transition pénétré de filons euritiques, et qu'il en est de même de celles de Badenwiller (*le docteur Boué*) ; mais quand même la roche de ces deux localités serait un trapp, peut-on inférer de là que cette roche doit être la région des eaux minérales ? Il nous semble qu'il faut, à cette manière de voir, pour être étayée, un plus grand nombre d'observations. Puisque la science reconnaît que les eaux minérales proviennent d'une grande profondeur, il est probable qu'elles arrivent à la surface de la terre après avoir traversé des massifs de granite, roche qu'elle reconnaît encore comme formant la base de l'édifice terrestre, sous laquelle il n'existe aucune autre roche, et qui entre pour trois quarts au moins dans les roches d'origine pyrogène qui forment notre planète ; en effet la plupart des eaux minérales des Vosges sourdent du granite (Plombières, Bains, Chaudefontaine, Sultzbach, Saint-Dié, Laval, etc.), et s'il en est qui sortent du terrain de transition (Bussang), du grès Vosgien (Sultzmatt, Wattwiller), du grès bigarré (Luxeuil, Soultz-les-Bains, Niederbronn) du muschelkalk (Bourbonne, Contréxéville) et du keuper (Saint-Vallier, Virine), ce n'est qu'après avoir traversé le massif inférieur, le granite, qui d'ailleurs se montre non éloigné de quelques unes des localités citées.

Nous ne mentionnons ici que des eaux minérales des Vosges, puisque ce travail est spécial à ces montagnes, mais si nous généralisions cette question nous trouverions certainement beaucoup plus de sources minérales et thermales sortant immédiatement du granite que d'autres formations, disons seulement que la plupart des eaux minérales des Pyrénées sourdent du granite. Mais revenons à notre sujet, c'est-à-dire à la décomposition que les massifs granitiques présentent fréquemment.

Près de Remiremont, les travaux de la nouvelle route du Valdajol ont mis à découvert un filon de chaux fluatée d'un beau violet foncé, ses rameaux parcourent de même une masse de granite commun très-décomposé; cette chaux fluatée est quelquefois mélangée avec les élémens constitutifs de cette roche à un tel point qu'elle semble être partie essentielle dans sa composition, elle est colorée en violet par le manganèse, en effet les fissures du granite, couvertes d'un enduit stéatiteux, présentent ce minéral à l'état d'oxide, soit terreux, soit formant de belles dendrites. Le même granite constitue toute la montagne du Bosson; en suivant la route tracée sur ses flancs, on y reconnaît de nombreux filons feldspathiques et amphiboliques qui le pénètrent en s'y ramifiant, ils ont fait éprouver à son massif la même altération et ont jeté de même dans ses fissures des vapeurs magnésiennes et manganésiennes qui, s'y condensant, ont formé de la stéatite et du manganèse en dendrites.

M. Voltz, inspecteur général des mines, a remarqué que des filons d'une certaine eurite micacée appelée *Minette*, nom donné à cette substance par les mineurs du pays, avait la singulière propriété de désorganiser et de décomposer les roches dans lesquelles elle se trouve en filons, ainsi des calcaires et des schistes de transition à Schirmeck et à Framont sont modifiés par cette puissance, le granite qui forme les pentes orientales et occidentales du Champ-du-Feu doit son état d'arène à des filons de cette substance, injectés dans son massif. Le granite du Champ-du-Feu, principalement du côté de Barr, est en effet dans un état de décomposition telle, qu'il se désagrége sous les pieds, que les roues des voitures y tracent de profonds sillons, et les eaux pluviales de larges ravines. Cette opinion d'un observateur expérimenté peut trouver de la contradiction dans d'autres faits analogues: ainsi près de Remiremont et dans d'autres localités, des filons d'eurite micacée s'élèvent dans des massifs granitiques sans désorganiser la roche, il est bon de dire que cette eurite micacée a une différence minéralogique sensible avec celle appelée *Minette*, et il est probable que sa composition chimique n'est pas la même.

Il est encore d'autres causes à la décomposition du granite: l'intempérie des saisons, l'humidité et le séjour prolongé dans les eaux, mais de nombreux faits détruisent encore cette opinion ou du moins en atténuent la vraisemblance, et cette cause ne peut s'appliquer que dans des détails fort minimes; ainsi nous voyons tous les jours des granites mis à découvert dans des lacs, des étangs et des tourbières même, qui n'offrent aucune altération, des blocs erratiques dans les vallées et sur les montagnes, des granites en blocs roulés dans les alluvions anciennes, qui ne présentent aucune trace de désorganisation et paraissent même avoir contracté une plus grande cohésion. Néanmoins parmi ces blocs roulés il en est dans les alluvions qui se décomposent, et qui, par le moindre choc, se divisent en arène, c'est sans doute parce que le feldspath de certains granites a plus d'affinité pour l'eau que d'autres feldspaths, cette différence venant de la potasse ou de la soude dont ils sont composés; cette désagrégation est remarquable, elle s'opère de l'extérieur au centre par feuillets superficiels, à la manière des boules basaltiques, comme s'ils étaient formés de couches concentriques. Il y a aussi des granites qui sont plus perméables à l'eau que d'autres, ce sont ceux qui contiennent beaucoup de mica. Il n'est pas présumable que les masses granitiques de Plombières, de Bains, du Champ-du-Feu, etc., doivent leur décomposition aux agens atmosphériques, cette action est beaucoup trop lente; citons les observations de M. Becquerel à ce sujet: l'église de Notre-Dame de Limoges est bâtie en granite du Limousin, et elle a 400 ans. On sait que le granite de cette province se montre presque partout très-profondément altéré, et celui qu'on a taillé pour la construction des murs de l'église se trouve déjà décomposé jusqu'à trois lignes et demie de profondeur dans les parties exposées aux actions atmosphériques, tandis qu'il est encore intact dans l'intérieur de l'église. Il est donc facile de calculer, pour le granite du Limousin, le temps nécessaire à sa décomposition. Or, dans les carrières exploitées aux environs de Limoges, on reconnait que la décomposition a gagné jusqu'à six pieds et demi ou 720 lignes de profondeur, ce qui donnerait 82,000 ans! (*Cours de M. Elie de Beaumont.*) Du reste on conçoit qu'il est des circonstances dans lesquelles cette altération doit être plus ou moins rapide; en effet l'infiltration peut être plus ou moins abondante dans certains cas. C'est cette action lente qui peut avoir donné la forme arrondie que les montagnes granitiques des Vosges présentent généralement, mais ici combien il y a loin de cette espèce de décomposition à celle qui rend cette roche friable et arénacée, c'est plutôt une sorte de nivellement des aspérités que les massifs granitiques ont dû présenter vers leur sommet, car la roche ne montre pas de désorganisation soit intérieure, soit superficielle. Nous avons remarqué que la siénite porphyroïde des ballons de Saint-Maurice et de Servance en massifs ou en blocs roulés se décomposait rarement, cette exception provient sans doute de l'amphibole qui, cristallisée en longues aiguilles, donne à ces roches une plus grande cohésion, et qui, par l'entrelacement de ses cristaux retient les autres élémens avec lesquels elle est associée; cependant on aperçoit dans les blocs isolés un relief souvent fortement prononcé, produit par les grands cristaux de feldspath qui distinguent ces roches, et qui quelquefois ont plus d'un pouce de longueur, ce relief dû à l'action de l'intempérie des saisons donne à ces blocs un aspect remarquable.

M. Rozet a remarqué que le granite, le gneiss et le leptynite étaient assez profondément décomposés lorsqu'ils étaient recouverts par les couches du grès rouge ou du grès vosgien, et même par les alluvions anciennes : cette altération proviendrait des eaux plus ou moins acides dans lesquelles ces dépôts se sont formés, et qui par leur séjour sur les masses granitiques ou gnéissiques, auraient corrodé leur surface; on peut trouver de bons exemples à cette théorie ingénieuse, à la Poirie et le long de la route de Docelles à Bruyères, mais elle présente trop de faits contradictoires pour être adoptée sans restriction.

Il est encore un autre phénomène de modification que des filons de quartz ont seuls occasionné lors de leur éruption dans les roches granitiques des Vosges : au Valtin, le granite passe peu à peu à une protogyne par le changement de son mica en stéatite, c'est que des filons de quartz sont en contact avec lui. Mais on peut en quelque sorte prendre la nature sur le fait et assister pour ainsi dire à la transformation de ces substances dans la vallée de Bramont près la Bresse, où un filon de quartz assez puissant, s'élève perpendiculairement dans un massif de granite sur une hauteur de plus de 200 mètres, son épaisseur est à peu près égale dans l'espace qu'il parcourt, il a peu de ramifications, la montagne dépouillée de forêts le laisse apercevoir dans toute son étendue, et à une certaine distance il paraît être un torrent qui se précipite en bouillonnant. Les salbandes de ce filon sont une protogyne qui offre une épaisseur de 30 à 50 centimètres, et il contient lui-même des noyaux de stéatite verdâtre. A ces faits on peut ajouter celui du Brésouar, où le granite qui compose cette montagne passe insensiblement à une veritable protogyne, par la transformation de son mica en stéatite; il est probable que la cause de ce phénomène est l'éruption de plusieurs filons de serpentine près de là.

Dans les environs de Remiremont, et aussi près d'Epinal, on voit dans le granite commun des changemens brusques sans aucune apparition de filons quartzeux ou feldspatiques, le mica est tout à coup altéré, il prend une fausse apparence de talc, ou bien il disparaît complètement; cette modification qui n'occupe qu'un espace de 4 à 6 mètres au plus se fait remarquer ordinairement par une couleur ferrugineuse rougeâtre répandue dans cette limite. Ce phénomène singulier peut être observé d'une manière convenable au bois l'Abbesse, à la base du Saint-Mont; nous disons d'une manière convenable parce que, situé au milieu d'une carrière en exploitation, on peut étudier son allure et ses caractères minéralogiques et borner l'espace qu'il occupe dans le granite : on sait que dans les carrières granitiques, comme dans celles de roches sédimentaires, les ouvriers appellent *lits* les divers systèmes de fractures verticales qui se croisent par différens angles et dans des directions opposées, quelquefois une fracture conserve sa direction en mesurant quelques mètres sans être coupée par une autre, heureux alors l'ouvrier s'il sait la ménager, sa tâche pénible est bien allégée! C'est justement dans un de ces lits conservé par l'ouvrier, parce qu'il présente une surface coupée verticalement sur une hauteur de 3 à 4 mètres, que l'on peut observer le changement brusque opéré dans la matière granitique, ce lit, dont il est difficile de mesurer l'épaisseur parce qu'une partie parallèle en a déjà été enlevée, se dirige de l'est à l'ouest et l'altération produite n'existe que sur un espace de deux mètres, ce qu'il y a de singulier dans ce phénomène c'est qu'une fracture opposée qui se dirige du nord au sud, qui aussi est coupée verticalement sur une hauteur de deux mètres et qui vient s'appuyer sur la limite de l'altération granitique, n'est nullement atteinte par l'action désorganisatrice qui a modifié l'autre fracture, seulement sa surface est couverte d'un vernis stéatiteux et de trace de manganèse. Ainsi donc, cette modification du granite n'existe que dans une seule fracture, et son influence s'est à peine fait sentir sur les fractures voisines; vue de quelque distance elle paraît être un filon euritique à cause de sa couleur fortement ferrugineuse rouge qui la distingue de la masse granitique, mais de près on reconnaît un granite modifié dont le mica altéré a souvent une apparence talqueuse, et dont le feldspath blanchâtre est passé au kaolin; la couleur rougeâtre est vague dans l'intérieur, mais elle est intense dans les fissures où elle tache fortement les doigts et où elle forme quelquefois un enduit épais, sableux, gras au toucher, qui se pétrit dans la main et qui dégage par l'insufflation une odeur argileuse; parfois les surfaces de ces fissures sont cellulaires, mais on reconnaît que ces cellules sont dues à des cristaux de feldspath et de mica détruits. Le granite environnant ne passe pas promptement à cette altération, le passage est au contraire insensible et gradué. Nous devons dire aussi qu'à quelques pas de là un dicke d'eurite micacée s'élève dans le granite, mais que la roche encaissante n'en est nullement altérée. Pour expliquer la cause qui a produit ces phénomènes intéressans, ne vient-il pas à la pensée de la rechercher dans une action analogue à celle qui a occasionné les salses et les volcans d'air qui existent encore dans quelques contrées et qui dégagent des matières argileuses, de la vapeur d'eau et des exhalaisons gazeuses? Il est encore à présumer que cette action a été sous-marine, car c'est au moyen d'une forte pression que l'on peut se rendre compte de cette disposition particulière de l'action modifiante, de cette docilité, si l'on peut s'exprimer ainsi, à rester dans des limites aussi étroites et tracées si régulièrement. La compressibilité de l'eau a été d'autant plus forte à sa base qu'il existait probablement une grande profondeur, ajoutons-y encore sa pesanteur spécifique et nous aurons une pression énorme qui pourra tenir en respect les mouvemens intérieurs d'une éruption gazeuse. Au reste nous donnons cette explication pour ce qu'elle vaut, nous ne prétendons pas qu'elle soit la seule fondée, mais les observateurs qui sont animés de scepticisme verront du moins dans ces faits un caractère spécieux. La montagne du Parmont, à l'ouest de Remiremont, présente encore un phénomène semblable mais plus en grand : l'altération du granite commun qui la constitue n'existe que dans la partie nord. C'est une masse en décomposition, pénétrée intimement de stéatite et d'une matière argilo-ferrugineuse et où fréquemment ses élémens constitutifs ne peuvent être reconnus tant l'action modifiante les a confondus. On remarquera que sur le revers opposé, le granite est doué de toute sa force de cristallisation, que dans la partie en décomposition, il y a un grand nombre de sources qui fournissent à la ville de Remiremont une eau excellente, et que non loin de là, au Buisson-Ardent, il est encore un dike d'eurite micacée qui s'élève dans le granite sans le modifier. Une matière ferrugineuse analogue qui tache fortement les doigts, s'observe aussi dans un grand nombre de localités granitiques et leptynitiques (Cleurie, Saint-Amé, Saut-de-la-Cuve, Xennois, Eloyes, etc.); quoiqu'elle ne soit pas accompagnée des mêmes perturbations, nous sommes portés à lui croire une même origine que celle mentionnée ci-dessus, car il n'est pas probable qu'elle est due à une coloration d'un liquide, analogue à celui qui a coloré les grès rouges et les grès vosgiens. Ces divers faits nous portent à croire que la protogyne n'est qu'une modification du granite, modification produite par des émanations gazeuses.

Nous ne pouvons omettre de dire que les Vosges offrent encore une autre variété de protogyne qui est à base de feldspath compacte un peu laminaire, d'un rouge de brique parsemé soit de chlorite soit de stéatite verdâtre ou jaunâtre disséminés assez régulièrement; elle se présente en filons de 3 à 5 mètres de puissance dans le granite des vallées du Tholy, de Peutières et du Chaud-Côté; situés à peu de distance l'un de l'autre, mais séparés par le massif du Gris-Mouton, ils montrent des caractères assez particuliers pour me les faire considérer comme indépendans.

Il est fort étonnant que ces roches, où des minéraux magnésiens entrent comme parties caractéristiques, se trouvent justement dans le voisinage de plusieurs masses très-puissantes de serpentine si riche en magnésie; ne pourrait-on pas croire que ces protogynes sont aussi des eurites dont le mica est modifié, ou bien que ces roches sont simplement des eurites ayant, comme parties accessoires, de la stéatite apportée par l'éruption des serpentines, comme elle en a déjà jeté d'une manière si remarquable dans les fissures du leptynite et du granite. Nous laissons cette question à décider aux observateurs plus expérimentés que nous, nous nous contentons de signaler ces faits et d'appeler sur eux leur attention; mais le résultat de leurs observations tendra à considérer la protogyne des Vosges comme une modification d'un granite, produite par cas fortuit, ou quelquefois comme une variété d'eurite et ne constituant pas une formation indépendante.

Il est encore dans les Vosges d'autres filons de quartz qui n'ont pas apporté avec eux une puissance désorganisatrice ou modificative comme ceux dont nous venons de parler, ils pourraient bien être d'une époque antérieure à ceux-là, car ils offrent de grandes différences minéralogiques. Ils sont en ramifications dans le gneiss et le leptynite qu'ils n'ont aucunement altérés, ils contiennent du feldspath rose lamellaire et de grandes lames de mica argentin. La matière principale de ces filons est un quartz blanc hyalin limpide, quelques-unes de leurs parties, par l'absence du mica, présentent tous les caractères de véritables *pegmatites*, et même quelquefois le quartz, par sa disposition, rappelle la variété de cette roche nommée *graphique*. Nous avons été à même d'observer en 1836 la pegmatite de Marmagne et de Saint-Symphorien (Saône-et-Loire), nous avons acquis la certitude qu'elle était un accident des nombreux filons de quartz qui s'observent dans le granite et le gneiss de ces localités; nous ne considérons aussi ceux des Vosges que comme des filons de quartz qui pourraient être rapprochés de l'*hyalomicte* s'ils se trouvaient en plus grandes masses dans les roches, mais ils ne se ramifient qu'en filons de peu de puissance et qu'en veines déliées; une analogie de plus qu'ils offrent avec ceux des montagnes de la Bourgogne, c'est qu'ils renferment de grandes aiguilles de tourmaline et de la stéatite verdâtre. On remarquera que cette espèce de filons quartzeux ne se trouve pas en ramifications dans le granite commun des Vosges, du moins nous ne l'y avons pas encore vue; cette exception ne serait-elle pas encore en faveur de la séparation de cette roche de la formation leptynitique?

Un fait digne de remarque, qui n'a pas encore été signalé et qui peut aussi appuyer la séparation du leptynite du granite, c'est que nous n'avons pas vu pénétrer dans la première roche des filons feldspathiques ou amphiboliques, nous avons déjà dit que nous ne regardons pas les roches à amphibole de Ranfaing et de l'étang de Fondromé comme de véritables diorites, mais comme des leptynites siénitiques. En attirant l'attention sur cette exception, nous ne prétendons pas en faire une règle générale ni donner à entendre que ces filons ne peuvent pas avoir accès dans le leptynite, car ce serait présumer que cette roche est d'une époque postérieure à leur éruption; nous voulons seulement faire observer que tous les filons d'eurite, que l'on rencontre dans les contrées où le leptynite occupe une certaine surface, ne sont injectés que dans le granite. C'est un fait assez remarquable que cette affection des filons euritiques pour une roche, et l'éloignement qu'ils témoignent pour l'autre, nous n'en concevons pas la cause, aussi nous ne le mentionnons que comme une bizarrerie sans y attacher d'importance, et qui demande à être vérifié de nouveau.

Près de Gérardmer, sur la route de Rochesson, le granite, en se privant de son mica, offre tout-à-coup une véritable pegmatite: nous présumons que des faits semblables se rencontrent aussi dans d'autres parties des Vosges, et nous avons encore vu le même accident dans le granite de Couches (Saône-et-Loire). Enfin la roche appelée pegmatite de Raon-l'Etape a tous les caractères d'un véritable granite où le mica serait peu abondant; cette roche, employée à la confection des meules, a une fausse apparence de stratification remarquable; si les élémens qui la composent n'étaient pas aussi cristallisés, et si sa puissance n'était pas aussi grande sans varier d'aspect, on serait tenté de regarder cette roche comme une arkose. Un granite d'une identité minéralogique frappante avec la roche de Raon-l'Etape existe au Valtin et à la Bresse. La pegmatite dans les Vosges appartient donc aux roches granitiques dont elle ne serait qu'un accident ou une variété; elle pourrait aussi être regardée comme un cas fortuit des filons de quartz en ramifications dans le gneiss et le leptynite.

DES ROCHES EN FILONS.

Nous devrions décrire ici quelques roches en filons, telles que des diorites, des amphibolites, des eurites, des porphyres, des trapps, des serpentines et des cipolins, mais comme le but de ce travail n'est pas de donner une description générale de toutes les roches qui composent le système des Vosges, mais seulement de faire connaître les métamorphoses ou les modifications survenues dans les masses et dans les couches les plus importantes, en raison des circonstances où elles se sont trouvées; nous renvoyons donc aux ouvrages de MM. Rozet et Hogard qui donnent de précieux renseignemens sur toutes les roches des Vosges. Les observateurs qui n'ont pas encore visité ces montagnes ne peuvent pas se servir de meilleurs guides. Les roches en filons que nous venons de nommer ne présentent pas de modifications bien remarquables, sauf quelques rares décompositions ou altérations, on en reconnaît presque toujours la cause dans la superposition de couches sédimentaires ou d'alluvions, car la roche encaissante est elle-même altérée; c'est aussi dans les surfaces exposées à l'air, surtout lorsqu'elles sont en blocs roulés, qu'elles présentent une altération sensible, mais qui n'atteint qu'une épaisseur de deux ou trois millimètres; c'est principalement dans les roches où l'amphibole domine que ce changement d'état est digne d'être remarqué, parce qu'elles offrent une surface blanche ou d'un blanc verdâtre. On conçoit que ces roches ne peuvent pas présenter de métamorphoses bien apparentes, puisque ce sont elles qui les ont fait éprouver aux massifs dans lesquels elles sont injectées; quelquefois même il est arrivé qu'un filon trappéen est venu faire son éruption au milieu d'un filon de roche feldspathique, cet entrecroisement ou cet accolement de filons est assez fréquent: ainsi dans le granite à Balverche, vers Retournemer, on voit une eurite compacte, rose, unie à un trapp; dans le granite du Rotabac, c'est une eurite granitoïde intimement liée à un filon de trapp ; à la côte d'Urbey et dans les vallées qui avoisinent les Ballons, l'eurite est associée au trapp ou à la diorite et réciproquement, on ne voit pas si l'une de ces roches a fait éprouver une modification à l'autre, au reste je ne crois pas qu'un trapp en fusion modifierait sensiblement une eurite, il ne pourrait que lui donner plus de dureté, plus de compacité, ou une texture demi-vitrée, c'est justement ce qu'on observe lorsqu'il y a entre-croisement de filons.

Nous avons dans les Vosges des brèches euritiques et dioritiques dont nous n'entreprendrons pas de discuter la formation. Des théoriciens expérimentés ont tenté d'approfondir cette question, ils ont proposé des idées plus ou moins ingénieuses, sans arriver à une méthode rationnelle, c'est que le champ des hypothèses est si vaste que l'on s'y égare souvent ; mais si nous ne pouvons traiter une discussion aussi délicate, rien ne nous empêche d'en donner une description géologique et minéralogique. Les travaux de la nouvelle route de Saales à Schirmeck, près du pont des Bats, ont mis à découvert un dike de quelques mètres d'épaisseur qui s'élève dans le granite, sa roche a une apparence bréchiforme remarquable, les fragmens anguleux qui la caractérisent sont trappéens tandis que son ciment grisâtre est euritique, elle est pénétrée de chaux carbonatée blanche, tellement répandue dans sa masse qu'elle semble être là comme partie constituante. Au ballon de Giromagny, une brèche appelée *variolitique* est à pâte pétro-siliceuse verte, et à fragmens trappéens ou dioritiques. A Saint-Maurice, aux Neuf-Bois et le long de la côte d'Urbey, on rencontre fréquemment de gros blocs de diorite variolitique ou de brèche dioritique dont la pâte est une diorite verdâtre contenant des fragmens anguleux de trapp et des petits nids d'épidote et du fer pyriteux cristallisé. Ces brèches offrent cette particularité que les fragmens anguleux qui les caractérisent sont à un degré extrême magnétique, tandis que le ciment qui les unit ne l'est pas du tout ; c'est principalement dans celle de la vallée de la Brusche que cette propriété magnétique est à remarquer, aussi nous n'hésitons pas à regarder ses fragmens comme des trapps, non-seulement à cause qu'ils ont de l'action sur le barreau aimanté, mais parce qu'ils présentent encore tous les autres caractères minéralogiques que l'on donne à cette roche. Nous devons dire cependant que les caractères qui distinguent les trapps sont bien arbitraires, car jusqu'ici la nature de cette roche est pour ainsi dire inconnue, il en existe cependant beaucoup d'analyses, mais elles peuvent autant se rapporter à des eurites, à des diorites et même à des basaltes qu'à des trapps; c'est ce qui fait que l'on est réduit à caractériser cette roche par le *faciès*, mais il résulte de là que personne ne peut s'entendre, et que souvent on applique ce nom à une roche tout-à-fait au hasard, ou sur des soupçons plus ou moins fondés. Chaque observateur s'est toujours bien entendu, mais il ne s'est pas fait comprendre. Il ne m'appartient pas de donner une règle certaine servant de caractères invariables au trapp, elle doit être nécessairement imposée par les maîtres de la science, mais dans cet état d'incertitude nous proposons un moyen qui peut quelquefois conduire à en sortir: c'est le barreau aimanté; les réactifs, dans ce cas, ainsi que le chalumeau, n'offrant que des secours bien insuffisans. Un ancien géologue, Faujas de Saint-Fond, qui a essayé de donner une histoire des trapps, fondait sur leur propriété attractive un caractère concluant, nous n'y ajoutons cependant qu'une importance secondaire, car si la plupart des trapps des Vosges jouissent de la propriété magnétique, il est aussi des porphyres, des eurites, des diorites et même une serpentine qui sont attirables à l'aimant. M. Rozet considère le trapp comme la roche la plus inférieure et la dernière sortie des entrailles de la terre, il nous semble assez difficile de résoudre une question semblable lorsque l'on voit dans les Vosges cette roche associée avec des eurites compactes et des diorites compactes, se mélanger avec ces deux roches et passer de l'une à l'autre par des nuances tellement insensibles qu'il n'est pas possible de fixer leurs limites, il y a non-seulement mélange de couleurs mais aussi mélange de matières; cette question nous semble encore bien plus incertaine lorsque nous voyons des brèches euritiques et dioritiques à fragmens anguleux de trapp. Ne pourrait-on pas croire que ces roches compactes ont fait leur éruption à la même époque, réunies deux à deux, trois à trois ou bien séparément, car elles se présentent aussi fréquemment isolées. Cette idée à laquelle nous n'attachons pas la moindre importance, parce qu'elle n'est basée que sur des conjectures, ne pourrait s'appliquer qu'à des roches de même couleur, de même compacité, de même aspect et se mélangeant entr'elles, mais de nature différente; car on reconnaîtra toujours deux époques d'éruption dans les filons de Balverche et du Rotabac, dont il a été question plus haut.

Quelques observateurs n'admettent pas la théorie des métamorphoses et des modifications par des agens pyrogènes, parce qu'il est dans la nature beaucoup de filons de roches feldspathiques ou amphiboliques qui n'ont agi en aucune manière sur les masses encaissantes ou environnantes : dans la discussion de cette question, qui est appelée à jouer un grand rôle dans l'histoire de la terre, il ne faut pas perdre de vue que les filons se sont introduits, dans les roches stratifiées et dans les roches plus anciennes, de deux manières : la première à l'état de fusion ignée et la seconde à l'état solide et refroidi.

Dans le premier cas on conçoit que si la matière des filons est en fusion et fluide elle pénétrera et se ramifiera dans les fentes étroites produites par cette secousse violente, et que cette projection a été accompagnée de vapeurs minérales et désorganisatrices. Dans le second cas, on comprend que si la roche s'est élevée à l'état solide et refroidi et d'un seul jet, la masse encaissante a dû échapper à la modification.

Nous avons dans les Vosges une foule d'exemples de cette seconde espèce d'intuition de filons ; il est important de citer les cas les plus remarquables : prenons d'abord une roche dont la modification est presque toujours admise par l'action d'une éruption plutonique : un carbonate de chaux qui devient dolomitique au contact d'une roche pyrogène : ainsi le cipolin du Chipal qui est traversé par un dike d'eurite granitoïde, formé d'un seul jet sans ramification, n'a pas éprouvé la moindre altération par cette puissance, seulement de la stéatite semble affectionner le contact euritique ; quelques minéraux s'y rencontrent, c'est du quartz, du feldspath, du fer oxidulé, de la condrodite, etc., mais ils sont contemporains du calcaire et non apportés par le filon euritique. On sait que ces calcaires, qui se présentent en masses transversales, en véritables filons dans le gneiss, sont des roches d'origine ignée ; il est probable que leur structure cristalline et lamellaire, ainsi que l'odeur fortement bitumineuse que celui de Laveline dégage par le choc, est due à l'influence des phénomènes qui ont accompagné la sortie de leurs masses.

Citons encore de préférence, comme exemple de filons qui ont été poussés après leur consolidation, le dike euritique de Ranfaing, si remarquable par son allure franche et son épaisseur invariable, qui s'élève dans un granite à petits grains sans y occasionner aucune modification : il en est de même des filons d'eurite granitoïde du Saut-du-Bouchot, du Saut-des-Cuves, de la Roche-des-Ducs, de la route de Rochesson à Gérardmer, de la vallée de la Brusche, etc., qui sont encaissés dans le granite sans aucune ramification et formant des lignes de partage droites et verticales. Les plans de contact de ces filons sont ordinairement très-réguliers ainsi que ceux des roches encaissantes, mais il arrive souvent qu'ils sont polis ou frottés et que leur surface est décolorée ; cette espèce de poli est dû aux glissemens et aux frictions produits lorsqu'ils ont été poussés dans la roche qui les recèle.

Enfin les eurites compactes roses de la base du Saint-Mont et de la forge du Blanc-Meurger, dans la vallée de la Sémouze, sont encore des filons qui se sont élevés dans le granite d'un seul jet sans ramification. Ces roches ont une structure particulière qui leur a fait donner le nom d'*eurite ligniforme*, parce que se divisant irrégulièrement et paraissant formées de couches minces et appliquées les unes contre les autres, elles ont l'aspect de bois ; cette structure, pour ainsi dire schistoïde, a des analogues dans beaucoup d'eurites compactes des Vosges, mais nous ne connaissons pas de trapps avec une structure semblable.

Les *ophiolites* ou *serpentines*, qui forment dans le leptynite des amas subordonnés, sont peut-être sorties du sein de la terre à l'état pâteux ou boueux : les larges fissures entrelacées, quelquefois quadrangulaires, que présentent les surfaces exposées à l'air, donnent l'idée d'un retrait que cette roche aurait éprouvé en séchant, et le vaste massif de Sainte-Sabine représente assez bien une coulée dont le foyer d'éruption ou cratère, situé au sommet, serait comblé.

Leur injection dans le leptynite n'est signalée par aucune altération, seulement de la stéatite qui remplit fréquemment ses fissures a pu être apportée par cette roche magnésienne ; à Sainte-Sabine de nombreux blocs angulaires et à arêtes vives de leptynite sont rejetés à droite et à gauche et même portés au sommet de ce massif. La cause d'un pareil bouleversement est évidemment due à la force de l'injection, mais il ne traverse pas le grès Vosgien, nous l'avons déjà dit en parlant de ce terrain. On ne voit aucune roche superposée aux serpentines des Vosges, aussi leur âge est-il très-douteux, on regarde les cipolins comme appartenant à la même époque, nous ne voyons pas quels rapports on peut établir entre ces deux roches, elles se présentent, il est vrai, toutes deux en amas et ont un gisement à peu près identique, mais si l'on ne rencontre pas de leurs débris dans le grès rouge et dans le grès vosgien, on ne peut, par ce seul fait, les considérer comme postérieurs à la formation de ces deux dépôts : il est présumable, nous l'avons déjà dit, qu'elles ont été détruites par le roulis des matières plus dures que ces deux roches, ou altérées et dissoutes par les eaux acides qui ont déposé ces grès. La serpentine se décompose assez facilement à l'air, elle a alors une couleur ocreuse très-prononcée, et il est à présumer que celle qui se trouve près du village d'Eloyes, au niveau de la Moselle, doit son altération aux eaux de cette rivière ou à l'alluvion de la vallée. Les grains ou pois ferrugineux et magnésiens qui sont disséminés dans sa pâte, résistent davantage aux actions atmosphériques; on les voit former un relief rugueux d'un aspect bizarre que l'on ne peut mieux comparer qu'à des boutons de petite-vérole répandus en grand nombre sur le visage d'un individu. La serpentine est une roche compacte, brune et verdâtre, à pâte fine sans aucune cristallisation ou granulation apparente ; elle contient un tiers de magnésie, et elle renferme, disséminés ou en veines, ou en enduits dans ses fissures : du mica, de la diallage, de la stéatite compacte et fibreuse, de l'asbeste, de l'amphibole trémolite, de la magnésie hydratée et carbonatée, de la chaux carbonatée, du fer chromaté, du fer oligiste, etc. Au Goujot, on distingue une variété de serpentine appelée *pikrolite :* elle est en veines de peu d'épaisseur, d'un vert glauque, à cassure fine et esquilleuse; elle est plus dure que l'ophiolite. La serpentine de Neymont jouit de la propriété magnétique, elle a en outre le magnétisme polaire, comme certains basaltes, c'est la seule des serpentines des Vosges qui soit attirable à l'aimant; cette faculté est probablement due à du fer magnétique qui entre dans sa composition. La serpentine du Goujot et les cipolins du Chipal et de Laveline sont employés comme marbres qui sont quelquefois du plus joli effet.

L'examen auquel nous venons de nous livrer sur les diverses roches qui, dans le système des Vosges, présentent des modifications et des métamorphoses, peut répondre en partie aux questions sur ce sujet, proposées dans la section géologique du Congrès, mais nous reconnaissons qu'il ne faut pas donner à cette théorie une trop grande étendue, car si l'on en abusait on tomberait bien vite dans les plus graves erreurs. Cette revue nous a conduit à faire connaître des roches que l'on considère généralement comme des formations indépendantes et qui ne sont dans les Vosges que des accidens produits par cas fortuits. En mentionnant ces faits nous engageons les observateurs à étudier les mêmes roches dans d'autres contrées, et à suivre un genre d'investigation qui peut les conduire à la découverte de précieux renseignemens pour l'histoire de la terre, mais ils auront soin de ne pas trop généraliser les faits, car il est bien possible qu'ils soient plus ou moins particuliers aux Vosges. Nous avons cru devoir accompagner les faits cités de quelques considérations générales et succinctes sur les formations qui composent le système des Vosges afin de donner une idée plus complète de la manière d'être de leurs roches, quoique l'ouvrage de M. Hogard ne laisse rien à désirer sous ce rapport, aussi est-il accueilli avec intérêt.

Notre travail est le résultat d'observations scrupuleuses, souvent revues plusieurs fois dans des courses fréquemment faites avec M. le docteur Mougeot dont l'amitié nous est si précieuse et qui a guidé nos premiers pas dans la science; nous ne prétendons pas cependant l'associer à la responsabilité que quelques idées un peu hardies pourraient nous faire encourir, mais si elles obtiennent quelque faveur, à lui revient la louange qu'elles mériteraient; si au contraire elles sont regardées comme des rêveries sans fondement, c'est à nous qu'en reviendra le blâme.

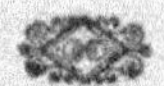

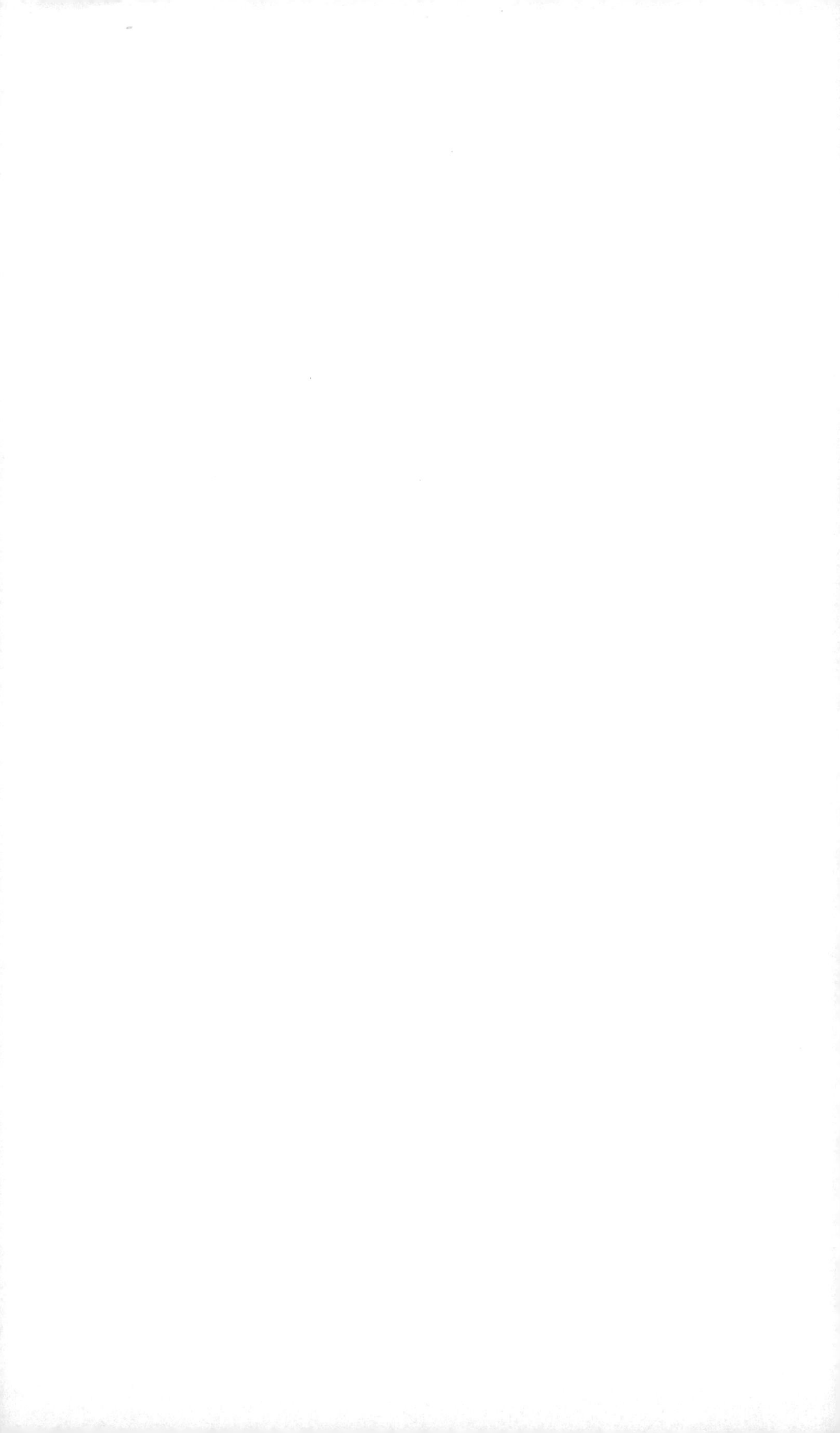

www.ingramcontent.com/pod-product-compliance
Ingram Content Group UK Ltd.
Pitfield, Milton Keynes, MK11 3LW, UK
UKHW021010180726
13838UKWH00004B/1501

9 782329 267173